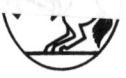

W. Ulrich

Morphologie von Nierentransplantaten

unter Berücksichtigung von
Ciclosporineffekten
und Virusinfektionen

Springer-Verlag Wien New York

Dr. Walter Ulrich

Institut für Pathologie der Universität Wien

Das Werk ist urheberrechtlich geschützt.
Die dadurch begründeten Rechte, insbesondere die der Übersetzung,
des Nachdrucks, der Entnahme von Abbildungen,
der Funksendung, der Wiedergabe auf photomechanischem oder ähnlichem Wege
und der Speicherung in Datenverarbeitungsanlagen,
bleiben, auch bei nur auszugsweiser Verwertung, vorbehalten.
© 1987 by Springer-Verlag/Wien

Die Wiedergabe von Gebrauchsnamen, Handelsnamen, Warenbezeichnungen usw. in diesem Buch berechtigt auch ohne besondere Kennzeichnung nicht zu der Annahme, daß solche Namen im Sinne der Warenzeichen- und Markenschutz-Gesetzgebung als frei zu betrachten wären und daher von jedermann benutzt werden dürften.

Mit 27 Abbildungen

CIP-Kurztitelaufnahme der Deutschen Bibliothek

Ulrich, Walter:
Morphologie von Nierentransplantaten: unter Berücksichtigung von Ciclosporineffekten und Virusinfektionen/Walter Ulrich. — Wien; New York: Springer, 1987.

ISBN-13: 978-3-211-81976-0   e-ISBN-13: 978-3-7091-8893-4
DOI: 10.1007/978-3-7091-8893-4

Vorwort

Die morphologische Diagnostik von Transplantatbiopsien hat in den letzten Jahren durch die steigende Anzahl von nierentransplantierten Patienten und durch die Anwendung des neuen Immunsuppressivums Ciclosporin-A wesentlich an Bedeutung zugenommen. Neben der rein lichtoptischen Beurteilung von Transplantatbiopsien können durch moderne immunmorphologische und histochemische Methoden sowie durch die Elektronenmikroskopie wichtige Zusatzinformationen erhalten werden. Die Grundlage für das vorliegende Werk bilden 354 Biopsien von Kadavernierentransplantaten, die an der Wiener Universitätsklinik im Zeitraum von 1977 bis 1985 entnommen wurden, wobei die Veränderungen in Biopsien von Patienten unter konventioneller Immunsuppression jenen von Ciclosporin-A-behandelten Patienten gegenübergestellt werden. Mit Hilfe der Immunmorphologie und der In-situ-Hybridisierungstechnik konnten erstmals virusbefallene Zellen innerhalb von Nierentransplantatbiopsien nachgewiesen werden und somit neue Erkenntnisse hinsichtlich der Verknüpfung von Virusinfekten und Transplantatabstoßungsreaktionen auf morphologischer Ebene gewonnen werden. Die systematische Darstellung und Analyse der morphologischen Veränderungen in Nierentransplantatbiopsien sei für alle diagnostisch tätigen Pathologen von Nutzen sowie für die auf dem Gebiet der Transplantation tätigen Kliniker von Interesse.

Besonders danken möchte ich meinen Lehrern Univ.-Prof. Dr. J. H. Holzner (Vorstand des Pathologischen Institutes der Universität Wien), Univ.-Prof. Dr. M. J. Mihatsch (Pathologisches Institut der Universität Basel), Prim. Univ.-Doz. Dr. G. Syré (Vostand des Pathologischen Instituts des a. ö. Krankenhauses Linz), Univ.-Prof. Dr. D. Kerjaschki und Univ.-Doz. Dr. K. Krisch (beide Pathologisches Institut der Universität Wien), die mir durch ihre wertvollen

Anregungen und Hinweise diese Arbeit ermöglicht haben, sowie allen meinen klinischen Kollegen, die mich in jeder Hinsicht unterstützt haben. Nicht zuletzt gilt mein besonderer Dank auch Frau H. Rutschek für die tadellose Anfertigung des Manuskripts.

Wien, im November 1986   W. Ulrich

Inhaltsverzeichnis

Gebräuchliche Abkürzungen IX
Einleitung 1
Material und Methoden. 4
  I. Patienten und Biopsiematerial 4
  II. Lichtmikroskopie 5
    A. Transplantatabstoßung 5
    B. Morphologische Veränderungen bei akutem reversiblen Nierenversagen 12
    C. Morphologische Zeichen der Ciclosporintoxizität . 13
    D. De novo- oder rekurrente Glomerulonephritis im Transplantat 13
    E. Pyelonephritis und Hydronephrose im Transplantat. 13
    F. Interstitielle nichtdestruierende Nephritis im Transplantat 13
  III. Immunhistochemie 18
  IV. Virologische immunhistochemische und histochemische Untersuchungsmethoden 19
  V. Elektronenmikroskopie 21
  VI. Statistik. 21

Ergebnisse 22
  I. Lichtmikroskopische Ergebnisse 22
    A. Klassische Transplantatabstoßungsreaktion . . . 22
    B. Morphologische Veränderungen bei akutem Nierenversagen 26
    C. Morphologische Zeichen der Ciclosporin-Toxizität . 27
    D. Die Glomerulonephritis im Transplantat 31
    E. Die Pyelonephritis und Hydronephrose im Transplantat 37
    F. Nicht destruierende interstitielle Nephritis im Transplantat 37
    G. Normales Nierenparenchym. 37

II. Immunhistochemische Ergebnisse 37
   A. Immunhistochemische Befunde bei klassischen Abstoßungsreaktionen. 38
   B. Immunhistochemische Befunde bei morphologischen Ciclosporintoxizitätszeichen 44
   C. Immunhistochemische Befunde bei Glomerulonephritis im Transplantat. 47
III. Virologische Untersuchungsergebnisse 50
   A. Immunhistochemische Ergebnisse mit Antikörpern gegen HSV-Antigene 50
   B. Ergebnisse nach der in situ-Hybridisierung mit CMV-DNA-Proben. 52
   C. Kombiniertes Auftreten von CMV- und HSV-infizierten Zellen 55
   D. Beziehung zwischen virusinfizierten Zellen und morphologischen Veränderungen in Transplantatbiopsien 56
   E. Beziehung zwischen Immunglobulin- und Komplementablagerungen im Glomerulum und Virusinfekt im Transplantatgewebe 60
   F. Beziehung zwischen glomerulären IgM-Depots, perikapillärer granulomatöser Reaktion und morphologisch diagnostiziertem Virusinfekt (CMV und/oder HSV) 63
IV. Elektronenmikroskopie 65
   A. Klassische Abstoßungsreaktionen 65
   B. Morphologische Zeichen der Ciclosporintoxizität . 69
   C. Virusinfekt 70
   D. Glomerulonephritis im Transplantat 71

Diskussion 73

Literatur 107

Gebräuchliche Abkürzungen

CMV = Zytomegalievirus
CSA = Ciclosporin-A
EBV = Epstein-Barr-Virus
GN = Glomerulonephritis
HSV = Herpes-simplex-Virus

Einleitung

Die erste tierexperimentelle Nierentransplantation wurde im Jahre 1899 von A. V. Decastello am Institut für allgemeine und experimentelle Pathologie in Wien durchgeführt (Decastello 1902). Das Versuchstier verblutete nach 40 Stunden infolge einer Dehiszenz der Gefäßanastomose. Seit diesem ersten Versuch wurde die chirurgische Technik so verbessert, daß operationstechnische Schwierigkeiten bei der Organerhaltung nach Nierentransplantation nur mehr eine untergeordnete Rolle spielen. Hingegen sind andere Faktoren, wie die durch die Transplantationsantigene determinierte Kompatibilität, die Funktion des Immunsystems und die Medikamentennebenwirkungen in den Vordergrund getreten. Die klinischen Symptome bei nierentransplantierten Patienten sind oft unspezifisch und schwer zu interpretieren. So könnte z. B. eine akute Abstoßungskrise dann vermutet werden, wenn typische klinische Zeichen einer Transplantatabstoßung, wie Fieber, Nierenfunktionseinschränkung und Transplantatvergrößerung vorliegen. Genau dieselbe Symptomatik kann aber auch während einer akuten Virusinfektion beobachtet werden. Obwohl virologische und immunologische Laboruntersuchungen wichtige Hinweise liefern, ist die Nierenbiopsie für eine exakte Interpretation der klinischen Symptome oft unerläßlich. So erlaubt in zahlreichen Fällen nur die morphologische Diagnostik eine Unterscheidung zwischen akutem reversiblem Nierenversagen, Abstoßung, Medikamententoxizität, Rekurrenz der Grunderkrankung oder Infekten als Ursachen für eine Transplantatfunktionsverschlechterung. Neben der reinen lichtmikroskopischen Untersuchung sind oft noch immunmorphologische und elektronenoptische Zusatzuntersuchungen zur Abklärung von glomerulären Prozessen notwendig. Die morphologischen Läsionen in der Niere bei akuter und chronischer Transplantatabstoßung sind bereits in mehreren Studien beschrieben worden und die charakteristischen Veränderungen sind weitgehend bekannt (Busch et al. 1971, Herbertson et al. 1977, Zollinger und Mihatsch 1978, Thiru 1984). Der Charakter und das Ausmaß der Läsionen kann nur durch die Biopsie erfaßt werden, die dem Kliniker wichtige Informationen für das weitere therapeutische Vorgehen und Hinweise bezüglich der Prognose des Tranplantates liefert (Matas et al. 1982, Parfrey et al. 1984). Korrelative Studien haben bezeigt, daß die morphologischen und klinischen Befunde in 40—50% der Fälle von Nierentransplantaten divergieren (Vangelista et al. 1983, Parfrey et al. 1984).

Eine neue Situation ist durch die Einführung des neuen Immunsuppressivums Ciclosporin eingetreten (Calne et al. 1978, Borel 1981). Trotz der hervorragenden immunsuppressiven Wirkung des Medikaments wurde auch bald die nephrotoxische Komponente entdeckt und beschrieben (Calne 1980, Powles et al. 1980, Hamilton et al. 1981, Shulman et al. 1981). Die Nephrotoxizität von Ciclosporin führt in vielen Fällen auch zu typischen morphologischen Veränderungen im Nierengewebe (Mihatsch et al. 1983, Sibley et al. 1983, Mihatsch et al. 1985). Da Ciclosporin eine Einschränkung der Nierenfunktion induzieren kann, ist mit der therapeutischen Anwendung dieses Medikamentes auch der klinische Wert der morphologischen Diagnostik gestiegen. Ein weiterer Faktor, der für das Schicksal von Nierentransplantierten von entscheidender Bedeutung ist, ist das gehäufte Auftreten von Infektionen nach und während der immunsuppressiven Therapie. Obwohl die Granulozytenfunktionen durch Ciclosporin nicht beeinträchtigt werden und demnach die Häufigkeit von bakteriellen Infekten abgenommen hat, besteht nach wie vor die Gefahr von Virusinfekten, insbesondere durch Viren der Herpesgruppe. Die häufigste Virusinfektion ist die Cytomegalievirusinfektion, die mit einer Häufigkeit von 60—96% im ersten Jahr nach der Nierentransplantation auftritt (Rubin und Tolkoff-Rubin 1982). Die Cytomegalievirus(CMV)-Infektion kann eine Transplantatdysfunktion herbeiführen, wobei neben glomerulären Läsionen (Ozawa und Stewart 1979, Richardson et al. 1981, Herrera et al. 1986) auch tubulointerstitielle Prozesse eine Rolle spielen können (Cameron et al. 1982, Platt et al. 1985). Ferner besteht eine Beziehung zwischen Abstoßungsreaktion und Virusinfektion und es wurden verschiedene Hypothesen zur Erklärung dieser Interaktion ausgesprochen (Lopez et al. 1974, Tourkantonis und Lazaridis 1983). Virologische Untersuchungen dauern oft lange und verzögern das entsprechende therapeutische Vorgehen. Der lichtmikroskopische Nachweis von virusinfizierten Zellen im Gewebe ist oft schwierig oder unmöglich wenn typische Einschlußkörper fehlen. Virale Antigene können mit immunhistochemischen Methoden nachgewiesen werden (Vangelista et al. 1983), allerdings sind entsprechende Antiseren mit hohen Antikörpertitern schwer erhältlich und oft an formolfixierten Gewebsschnitten nicht anwendbar. Hingegen bietet die DNA-Hybridisierungstechnik die Möglichkeit auch latent infizierte Zellen ohne lichtmikroskopisch sichtbare Einschlußkörper nachzuweisen (Myerson et al. 1984).

Die Basis der vorliegenden Studie bilden 354 von Jänner 1977 bis Jänner 1986 für diagnostische Zwecke entnommene Nierenbiopsien, wobei anhand des umfangreichen Materials folgende Punkte behandelt werden sollen:

1. Häufigkeit und morphologische Formen der klassischen Abstoßungsreaktionen unter konventioneller Immunsuppression und Ciclosporintherapie.

2. Häufigkeit der Ciclosporin-assoziierten morphologischen Veränderungen.

3. Vorkommen und Häufigkeit von virusinfizierten Zellen in Transplantatbiopsien. Zu diesem Punkt soll vor allem die Frage einer Korrelation eines Virusinfektes mit bestimmten morphologischen Läsionen im Transplantat (Glomerulopathie, tubulointerstitielle Prozesse) besonders berücksichtigt werden.

4. Morphologische Formen und Häufigkeit von Glomerulonephritiden im Transplantat.

5. Art und Häufigkeit anderer morphologischer Läsionen, die als Ursache für eine Transplantatdysfunktion in Frage kommen.

Material und Methoden

I. Patienten und Biopsiematerial

In den Jahren 1977 bis 1985 wurden 225 nierentransplantierte Patienten (132 männliche und 93 weibliche Patienten) zur Abklärung einer postoperativen Nierentransplantatdysfunktion oder Proteinurie 354mal biopsiert. Aus Gründen der einheitlichen Darstellung wurden nur Patienten mit Kadavernierentransplantaten in die Studie aufgenommen. Das Alter der Patienten lag zwischen 13 und 61 Jahren. Die Biopsien wurden in einer Zeit von 1 Tag bis 8 Jahren nach der letzten Transplantation entnommen (Schnitt: 85 Tage). 5mal wurde ein Zweittransplantat, 2mal ein Dritt- und 1mal ein Vierttransplantat biopsiert.

Abhängig von der immunsuppressiven Therapie wurden die Biopsien in zwei große Gruppen unterteilt. In den Jahren 1977—1982 wurden die Patienten mit konventioneller Immunsuppression (Azathioprin und Kortikosteroide) behandelt. In diese Gruppe fallen 92 Patienten, von welchen 122 Biopsien durchschnittlich 3 Monate nach der Transplantation entnommen wurden. Ab 1982 wurde als neues Immunsuppressivum Ciclosporin in Kombination mit niedrigen Steroiddosen verwendet, womit bis Ende 1985 133 Patienten (232 Biopsien) behandelt wurden. Diese Biopsien wurden im Durchschnitt 2 Monate nach der Transplantation entnommen. Die 1-Jahrestransplantatüberlebensrate unter konventioneller Immunsuppression glich weitgehend den Ergebnissen der Kidney Transplant Registry (50%, Advisory Commitee to the Renal Transplant Registry 1975). Die Transplantatüberlebenschance unter Ciclosporin-Therapie war durchwegs vergleichbar mit den Ergebnissen der Europäischen Multicenter Studie 1982 (80%, European Multicenter Trial 1982). Abstoßungskrisen wurden mit Cortisonstoßtherapie und/oder Antilymphozytenglobulin behandelt.

II. Lichtmikroskopie

Die Nierengewebsstücke wurden in 8%igem gepufferten Formalin fixiert und in Paraffin eingebettet. 4 µm Serienschnitte wurden mit Hämatoxylin-Eosin, PAS, Methenamin, Elastica-Van Gieson, sowie mit CAB (Chromotrop-Anilinblau) und SFOG (saures Fuchsin-Orange G) gefärbt. Mit Hilfe des Schnelleinbettungsverfahrens standen die H.E.-Schnitte gewöhnlich 4—5 Stunden nach der Biopsieentnahme zur Verfügung (Mihatsch und Epper, 1977). Eine Diagnose wurde nur von Biopsien mit mehr als 5 Glomerula gestellt.

Begriffsdefinitionen der bekannten und typischen morphologischen Veränderungen (Herbertson et al. 1977, Zollinger und Mihatsch 1978):

A. Transplantatabstoßung

a) Perakute Transplantatabstoßung (Abb. 1): Die perakute Transplantatabstoßung ist durch folgende morophologische Veränderungen gekennzeichnet: in den glomerulären Kapillarschlingen finden sich zahlreiche Leukozyten sowie eine Blutstase. Die Arterien zeigen Gefäßwandnekrosen und Thrombosen. Das Nierenparenchym ist partiell nekrotisch.

b) Akute vaskuläre Transplantatabstoßung (Abb. 2 a, b): Die Gefäße zeigen Veränderungen im Sinne einer Endovaskulitis mit Endothelzellschwellung oder -vakuolisierung, wobei sich Lymphozyten an die Endotheloberfläche anlagern oder mononukleäre Zellen die Intima infiltrieren. Ferner kommt es zu einer Proliferation von ortsständigen Zellen in der Intima, wobei neben vermehrt Fibroblasten und glatten Muskelzellen auch Schaumzellen auftreten können. Neben diesen infiltrativ-proliferativen Veränderungen sind manchmal auch fibrinoide Gefäßwandnekrosen zu sehen (Abb. 2 b). Betroffen sind meist große oder mittelgroße Arterien, wobei sich die Veränderungen sekundär auch bis in die Arteriolen ausbreiten können. Die Gefäße sind oft von einem mantelförmigen mononukleären Infiltrat umgeben. Im Parenchym finden sich oft

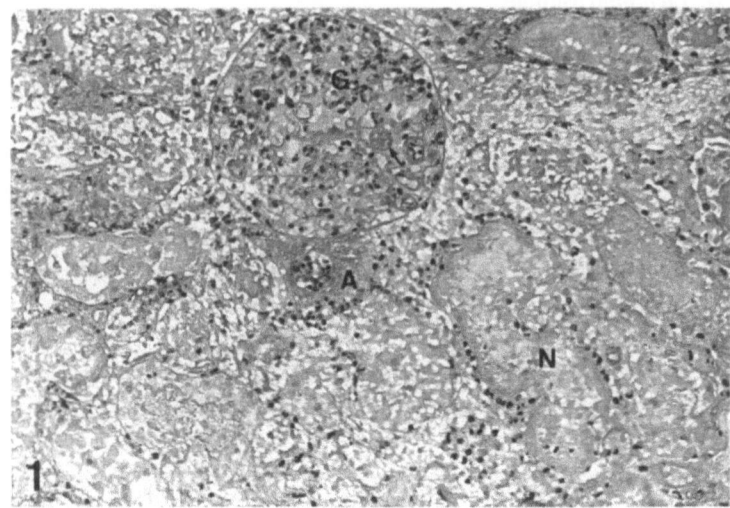

Abb. 1. Perakute Transplantatabstoßung: massive Leukozytose der glomerulären Kapillarschlingen (*G*). In einzelnen Schlingenlumina finden sich Fibrinthromben (kleiner Pfeil). Die Arteriolen zeigen eine fibrinoide Gefäßwandnekrose (*A*), und in der Nachbarschaft finden sich ausgedehnte Parenchymnekrosen (*N*, HE × 110)

auch ischämische Tubuszellnekrosen und interstitielle Erythrozytenextravasate.

c) Chronische vaskuläre Transplantatabstoßung (Abb. 3): Durch Vermehrung der kollagenen Fasern kommt es zu einer konzentrischen Intimafibrose mit Einengung des Gefäßlumens. Die Zellproliferation ist in den Hintergrund getreten. Die Elastica interna bleibt meist erhalten.

d) Transplantatglomerulitis (Abb. 4): Es liegt eine Zellvermehrung innerhalb der Glomerula vor, wobei die Glomerulumschlingen und das Mesangium von mononukleären Zellen infiltriert wird. Manchmal kommen auch intraglomeruläre Fibrinthromben vor. Die Transplantatglomerulitis ist eine Form der vaskulären Transplantatabstoßung im Glomerulum.

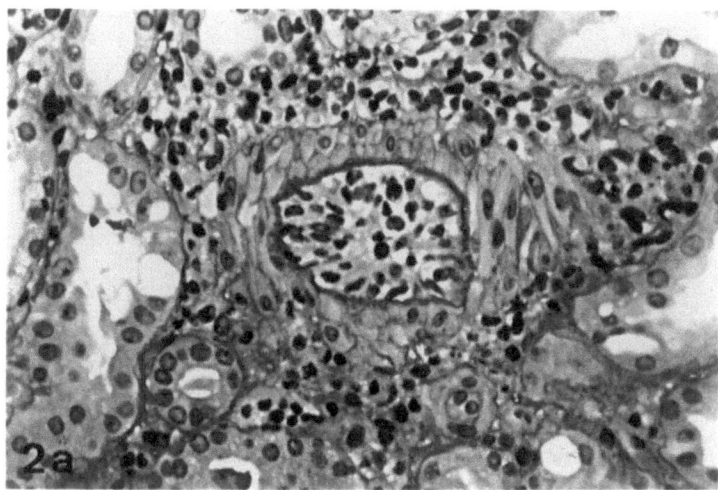

Abb. 2a. Akute vaskuläre Transplantatabstoßung: eine kleine Arterie zeigt eine ausgeprägte Endovaskulitis, wobei das Lumen des Gefäßes fast vollständig verschlossen und die Intima dicht mit mononukleären Zellen infiltriert ist. Im perivaskulären Interstitium finden sich ebenfalls dichte lymphohistiozytäre Infiltrate (HE × 270)

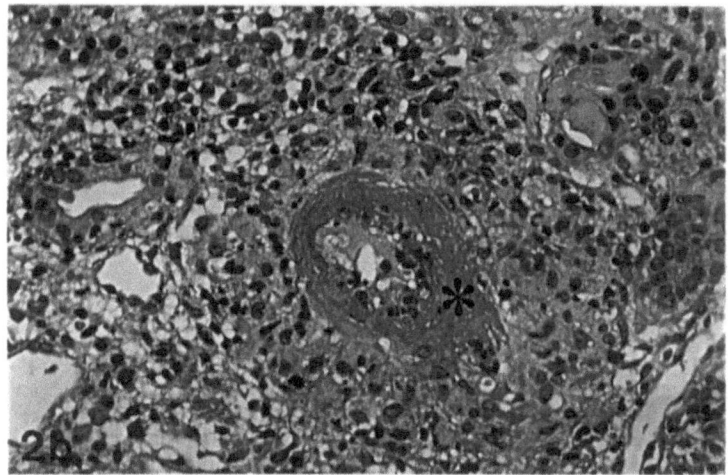

Abb. 2b. Akute vaskuläre Transplantatabstoßung mit fibrinoiden Gefäßwandnekrosen (*, HE × 270)

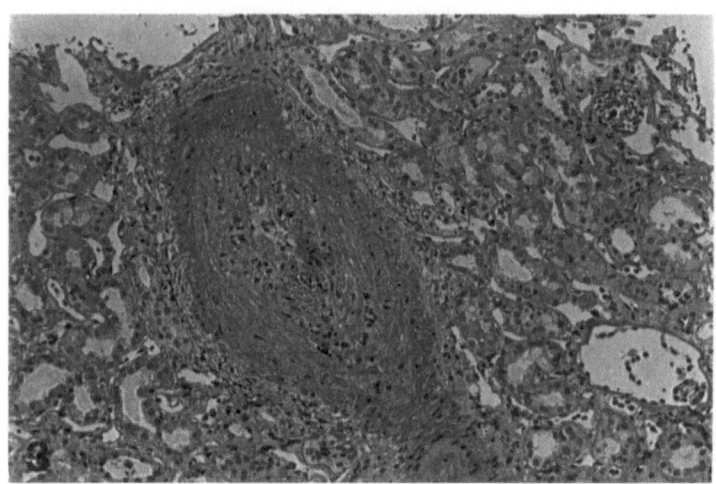

Abb. 3. Chronisch sklerosierende Transplantatvaskulopathie im Rahmen einer chronischen vaskulären Transplantatabstoßung: die Intima der Arterie ist fibrosiert und in den lumennahen Anteilen schütter mit mononukleären Zellen infiltriert. Das Gefäßlumen ist konzentrisch eingeengt. Die endotheliale Auskleidung ist nicht mehr deutlich erkennbar (HE × 110)

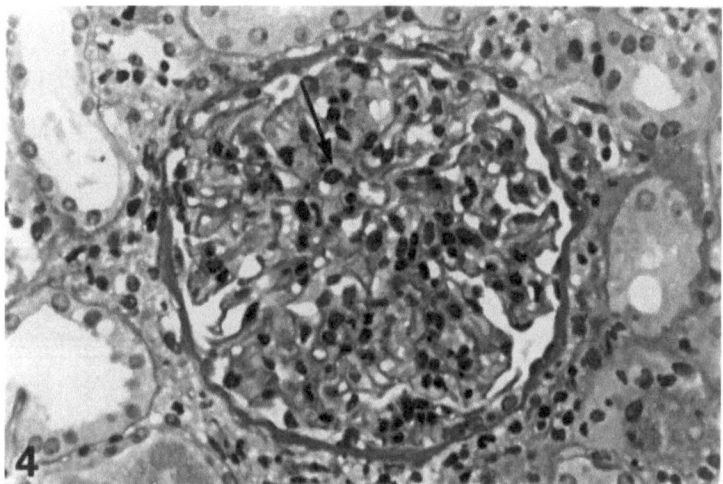

Abb. 4. Transplantatglomerulitis: Das Schlingenkonvolut des Glomerulums ist vergrößert, und sowohl innerhalb der Schlingen als auch in den mesangialen Zonen finden sich vermehrt mononukleäre Zellen. Die Endothelzellen sind oft vergrößert und von der Basalmembran abgehoben (Pfeil, HE × 270)

e) Transplantatglomerulopathie (Abb. 5a, b): Die mesangialen Zonen in den betroffenen Glomerula sind verbreitert und sklerosiert (Abb. 5a). Manchmal finden sich Zeichen der Mesangiolyse mit spinnwebenartiger Auflösung des Mesangiums und Ausbildung von Schlingenaneurysmen (Abb. 5b). Vereinzelt können auch mesangiale Schaumzellen auftreten. Die peripheren Basalmembranen sind doppeltkonturiert (Abb. 5b), zeigen jedoch keine mesangiale Interposition, wie dies häufig bei einer membranoproliferativen Glomerulonephritis zu sehen ist.

f) Interstitielle Transplantatabstoßung (Abb. 6a): Das Interstitium ist ödematös verbreitert und zeigt eine unterschiedlich dichte mononukleäre Zellinfiltration, wobei große lymphatische Zellen in das Tubulusepithel einwandern und zu einer partiellen Destruktion desselben führen (= „Tubulitis"). Die tubulären Basalmembranen sind manchmal unterbrochen. Gefäße und Glomerula sind unauffällig.

Die morphologische Definition einer chronischen interstitiellen Abstoßung ist schwierig. In der vorliegenden Studie wurden folgende Veränderungen als Folge einer chronisch-rezidivierenden Abstoßungsreaktion interpretiert: Schüttere fokale mononukleäre Infiltrate mit geringer „Tubulitis" kombiniert mit einer fokalen und diffusen interstitiellen Sklerose und Fibrose und nur minimaler tubulärer Atrophie bei fehlenden oder nur geringfügig ausgeprägten vaskulären Veränderungen, sowie bei fehlenden Hinweisen für eine Harnabflußstörung (Abb. 6b).

Bei der Beurteilung der akuten Transplantatabstoßungsreaktionen wurde aus Gründen der leichteren Reproduzierbarkeit nur zwischen 2 Schweregraden unterschieden. Eine nur geringfügige Intimaverbreiterung mit Endothelzellschwellung und Anlagerung von mononukleären Zellen an die Endothelzelloberfläche ohne ischämische Parenchymschädigungen wurde als milde akute vaskuläre Abstoßungsreaktion klassifiziert, während gleiche Veränderungen mit Gefäßstenosen und ischämischen Parenchymnekrosen als schwer bezeichnet wurden. Eine akute interstitielle Transplantatabstoßung geringfügigen Ausmaßes wurde diagnostiziert, wenn

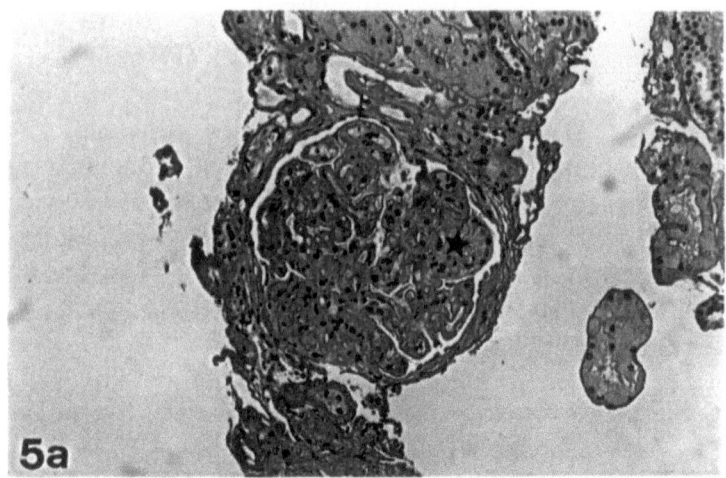

Abb. 5 a. Transplantatglomerulopathie: Das Glomerulum zeigt ein lobuliertes Schlingenkonvolut mit verbreiterten und teilweise sklerosierten Mesangiumfeldern (*) sowie deutlich verdickte periphere Basalmembranen (kleiner Pfeil, HE ×110)

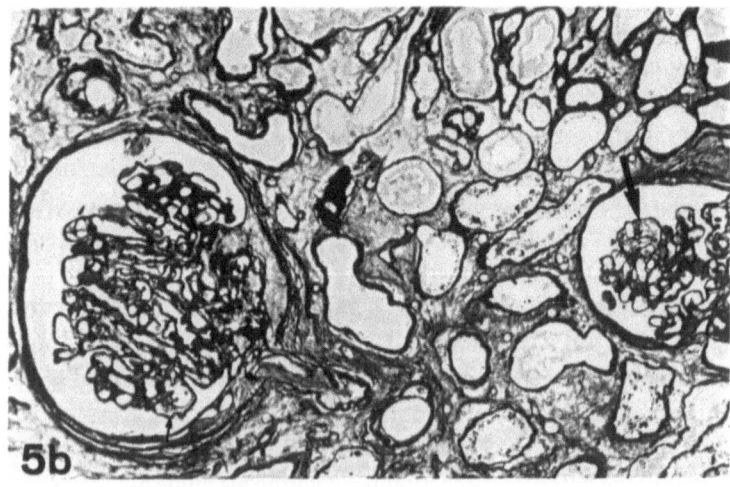

Abb. 5 b. Transplantatglomerulopathie: Die peripheren Kapillarschlingen der Glomerula zeigen oft Doppelkonturen (kleiner Pfeil) oder die Schlingen sind in Form von sogenannten Schlingenaneurysmen ausgeweitet, wobei die mesangiale Matrixsubstanz rarefiziert ist („Mesangiolyse", großer Pfeil). Die Tubuli sind atroph, und das Interstitium zeigt eine Fibrose (Methenaminfärbung ×110)

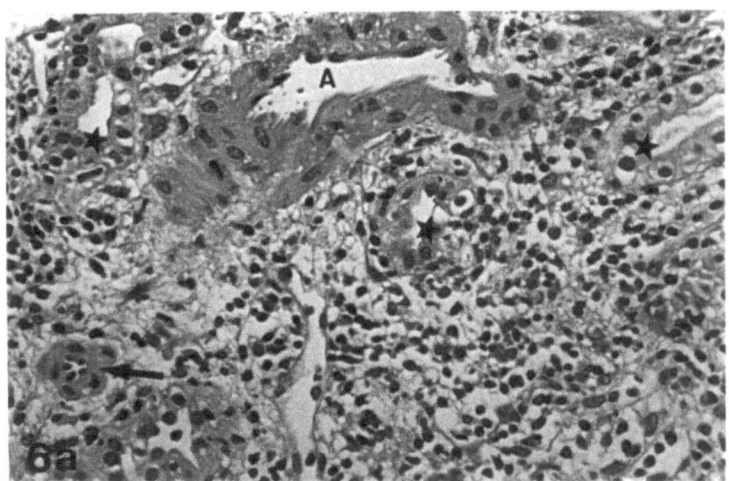

Abb. 6 a. Akute interstitielle zelluläre Transplantatabstoßung: Das Interstitium ist ödematös verbreitert und dicht mit mononukleären Zellen infiltriert, wobei die mononukleären Zellinfiltrate in das Tubulusepithel einwandern (*). Die tubulären Basalmembranen sind oft unterbrochen. Eine kleine Arterie (A) sowie eine Arteriole (Pfeil) sind unverändert (HE × 270)

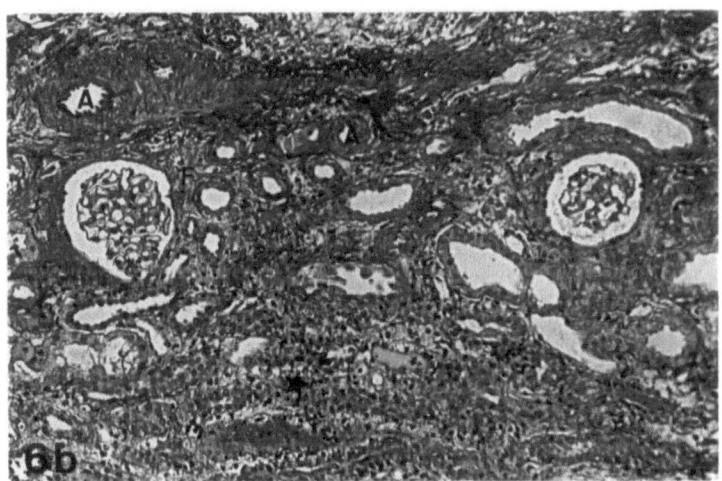

Abb. 6 b. Chronische interstitielle Transplantatabstoßung: Das Interstitium ist verbreitert und zeigt eine fokal unterschiedlich stark ausgeprägte Fibrose (F). Mit der Fibrose assoziiert finden sich fokale schüttere mononukleäre Infiltrate, die partiell auf das Tubulusepithel übergreifen (*). Die Glomerula sowie die Arterien (A) sind unverändert (CAB × 70)

nur fokale schüttere institielle Infiltrate mit geringfügiger Invasion der Tubulusepithelien zu sehen waren. Diffuse kortikale mononukleäre Infiltrate mit stark ausgeprägter Tubulitis wurden als schwere interstitielle Abstoßung klassifiziert.

Bei den chronischen Abstoßungsreaktionen wurden keine Schweregrade angegeben, da das Ausmaß der Läsionen im Nierenbiopsiezylinder bei chronischen Abstoßungen oft nicht als repräsentativ für die Veränderungen in der gesamten Niere angesehen werden können.

B. Morphologische Veränderungen bei akutem reversiblen Nierenversagen (Abb. 7)

Die proximalen Harnkanälchen sind dilatiert, wobei die Tubulusepithelzellen eine trübe Schwellung zeigen oder dedifferenziert sind (Verlust des Bürstensaumes). Manchmal finden sich auch Tubuluszellnekrosen und ein geringes interstitielles Ödem.

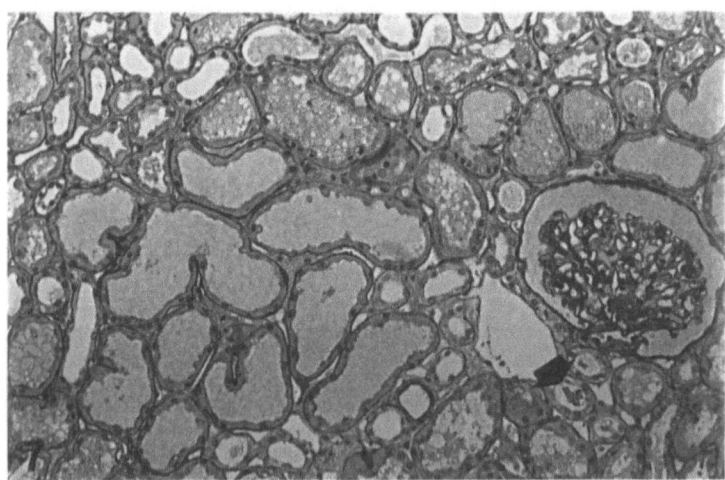

Abb. 7. Nierenveränderungen bei akuten reversiblen Nierenversagen: Die Tubuli sind stark ausgeweitet und von abgeflachten dedifferenziertem Epithel ausgekleidet. Im Lumen einzelner Tubuli finden sich abgestoßene nekrotische Tubuluszellen (Pfeil). Die Glomerula zeigen zum Teil einen Schlingenkollaps mit Ausweitung des Bowmanschen Kapselraumes (HE × 70)

C. Morphologische Zeichen der Ciclosporintoxizität (Mihatsch et al. 1983, Mihatsch et al. 1985)

a) Diffuse interstitielle Fibrose: Diffuse Kollagenvermehrung in der Nierenrinde (Abb. 8 a).

b) Toxische Tubulopathie: Sie ist gekennzeichnet durch drei wesentliche Veränderungen: gleichförmige (isometrische) Vakuolisierung des proximalen Tubulusepithels (Abb. 8 b). In der H. E.- und CAB-Färbung darstellbare Megamitochondrien im Zytoplasma des proximalen Tubulsepithels (Abb. 8 c) und Mikroverkalkungen in verschiedenen Nephronabschnitten (Abb. 8 d).

c) Kongestion der peritubulären Kapillaren (Sibley et al. 1983): Die peritubulären Kapillaren sind dilatiert und enthalten im Lumen zahlreiche mononukleäre Zellen (Abb. 8 e).

d) Arteriolopathie: Betroffen sind Arteriolen, Arterien kleinen Kalibers und manchmal auch Glomerula. Die Gefäße zeigen entweder eine mukoide Intimaverdickung und/oder klumpige Proteindepots in den äußeren Teilen der Gefäßwand (Abb. 8 f). In manchen Fällen finden sich auch Zeichen einer intravasalen oder intraglomerulären Gerinnung mit dem Bild einer thrombotischen Mikroangiopathie vom Typ des hämolytisch-urämischen Syndroms (Abb. 8 g).

e) Streifige interstitielle Fibrose mit tubulärer Atrophie (Abb. 8 h): Herdförmige Kollagenfaservermehrung mit Atrophie der Tubuli in der Nierenrinde.

D. De novo- oder rekurrente Glomerulonephritis im Transplantat (Zollinger und Mihatsch 1978)

E. Pyelonephritis und Hydronephrose im Transplantat

F. Interstitielle nichtdestruierende Nephritis im Transplantat (Abb. 9)

Eine interstitielle Nephritis wurde diagnostiziert, wenn dichte interstitielle mononukleäre Infiltrate, bestehend aus Lymphozyten, Plasmazellen und einzelnen eosinophilen Granulozyten ohne Invasion des Tubulusepithels anzutreffen waren (Diskrepanz zwischen Infiltratdichte und „Tubulitis").

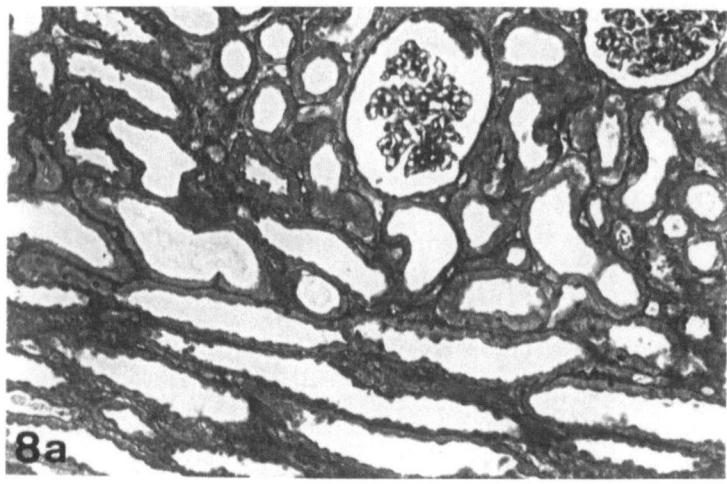

Abb. 8a. Diffuse interstitielle Fibrose nach Ciclosporintherapie: Das Interstitium zeigt eine zarte diffuse Fibrose. Zu beachten sind auch die ausgeweiteten Tubuli als Zeichen eines protrahierten Nierenversagens (CAB × 110)

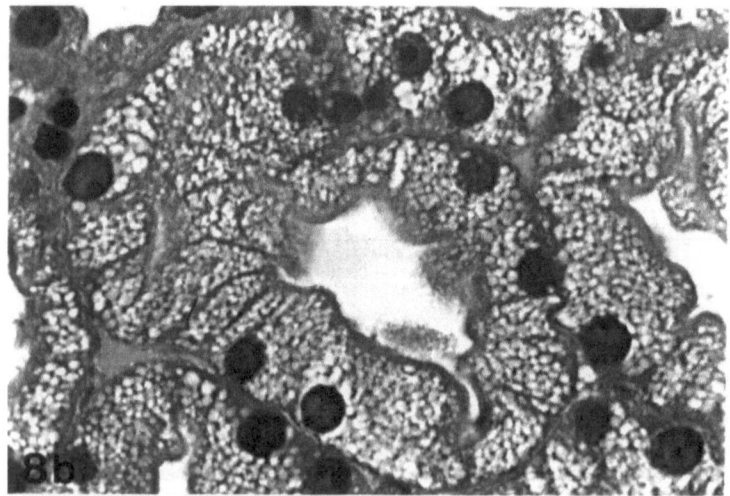

Abb. 8b. Isometrische Vakuolisierung des proximalen Tubulusepithels nach Ciclosporintherapie (HE × 675)

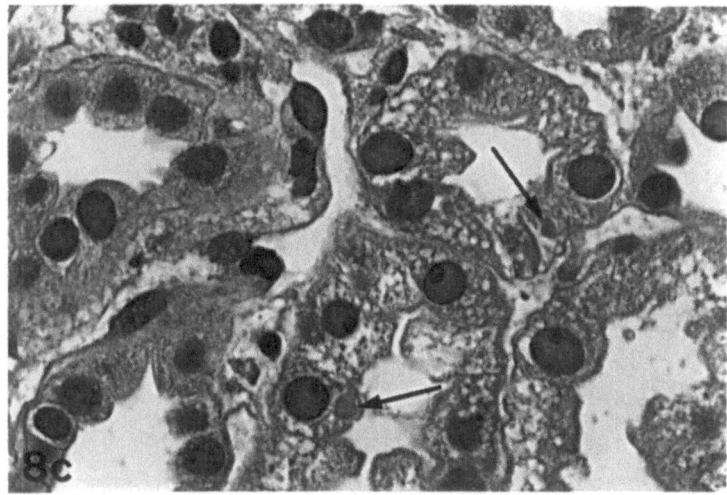

Abb. 8 c. Megamitochondrien (Pfeile), die als zytoplasmatische Einschlußkörper in der HE-Färbung und in der CAB-Färbung sichtbar sind (HE × 675)

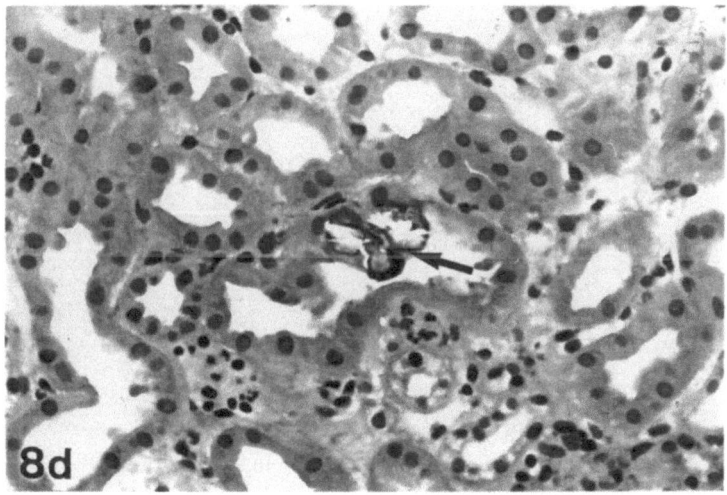

Abb. 8 d. Mikroverkalkungen in den proximalen Tubuli nach Ciclosporintherapie (Pfeil, HE × 270)

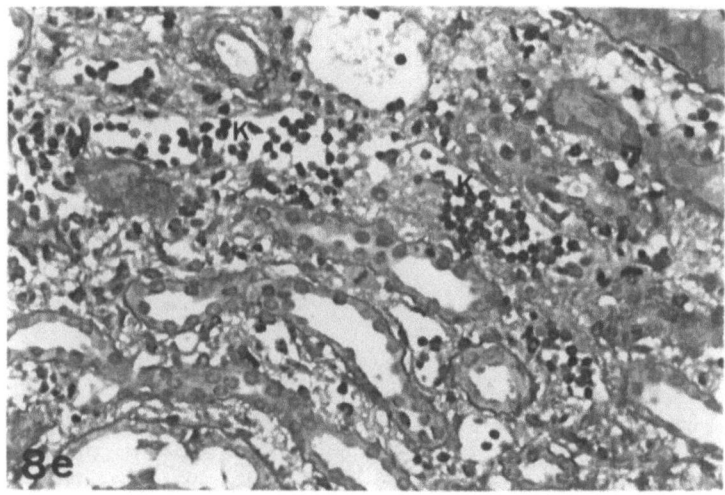

Abb. 8e. Kongestion der peritubulären Kapillaren nach Ciclosporintherapie: Die peritubulären Kapillaren (*K*) sind ausgeweitet und dicht mit mononukleären Zellen erfüllt (PAS × 270)

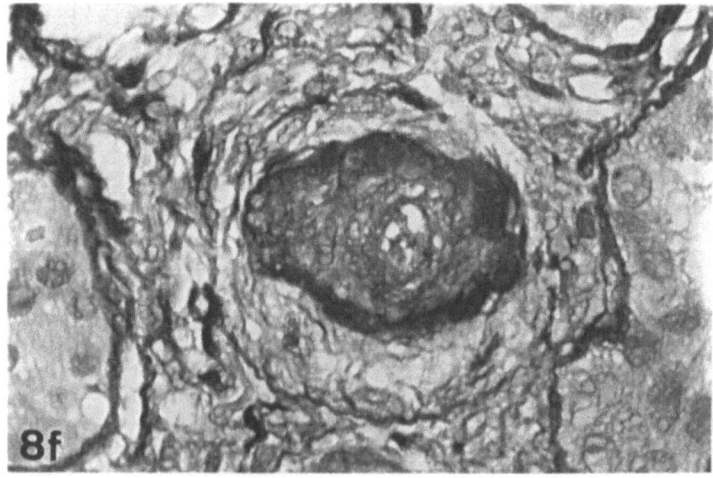

Abb. 8f. Schwere ciclosporinassoziierte Arteriolopathie: Hochgradige mukoide Intimaverquellung mit Stenose des Gefäßlumens und Schwund der glatten Muskelzellen in der Gefäßmedia. Entzündliche Infiltrate in der Gefäßwand fehlen (SFOG × 675)

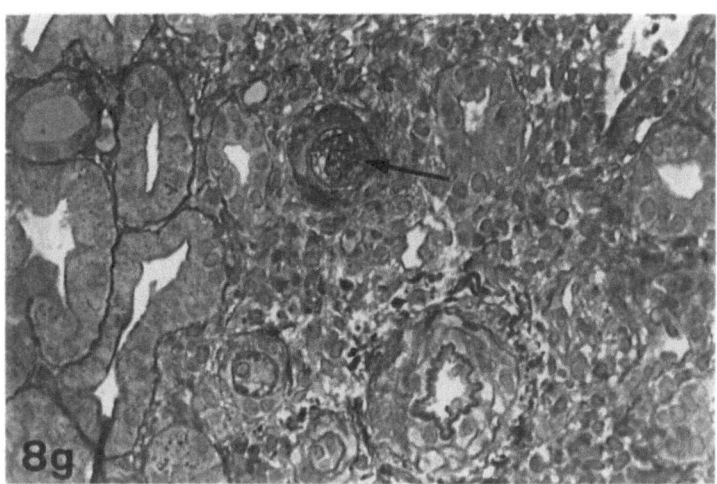

Abb. 8 g. Ciclosporinassoziierte Arteriolopathie vom Typ des hämolytisch-urämischen Syndroms: Eine Arteriole zeigt neben einer homogenen Wandverquellung einen thrombotischen Verschluß des Gefäßlumens (Pfeil). Eine kleine Arterie in der rechten unteren Bildhälfte ist unverändert (HE × 270)

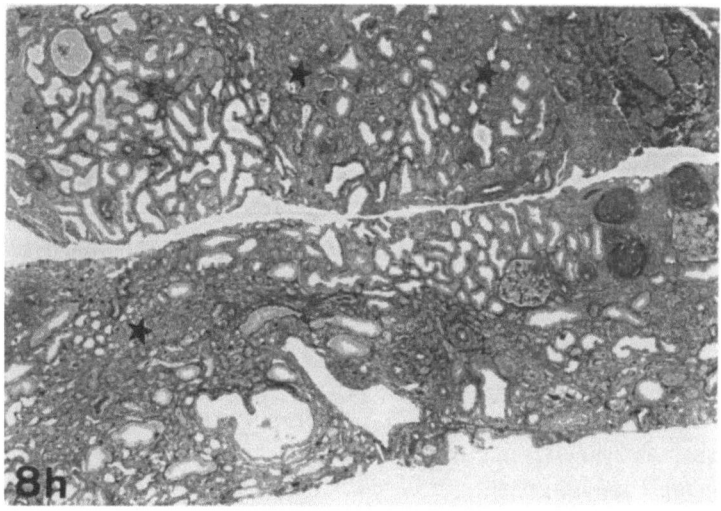

Abb. 8 h. Streifenförmige interstitielle Fibrose mit tubulärer Atrophie (*) nach Ciclosporintherapie (SFOG × 30)

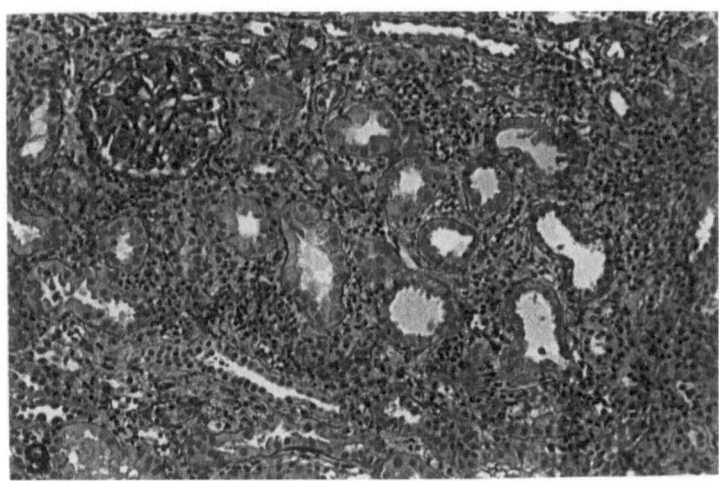

Abb. 9. Akute interstitielle nicht destruierende Nephritis im Transplantat. Das Interstitium ist stark verbreitert und enthält dichte lymphoplasmazelluläre und histiozytäre Infiltrate, die das Tubulusepithel nicht oder nur in geringem Ausmaß infiltrieren. Es besteht eine Diskrepanz zwischen Infiltratdichte und Infiltration des Tubulusepithels (PAS × 110)

III. Immunhistochemie

Pathologische Immunglobulin-, Komplement- und Fibrinablagerungen im Nierengewebe wurden mit Hilfe der indirekten Immunfluoreszenzmethode oder der indirekten Immunperoxidasereaktion am Paraffinschnitt nachgewiesen (Sternberger 1979). Für die Immunfluoreszenz wurden Antikörper vom Kaninchen, die gegen humanes IgG, IgM, IgA, $C_{1q}C_3$ und Fibrin gerichtet sind (Fa. Behring, Wien/Marburg an der Lahn) in folgenden Verdünnungen verwendet: IgG 1:10, IgM 1:8, IgA 1:8, C_{1q} 1:8, C_3 1:8, Fibrin 1:8. Anschließend wurden die Antikörper mit Hilfe von fluoresceinisothiocyanatkonjugierten Anti-Kaninchen IgG in der Verdünnung 1:10 dargestellt.

Die Schnitte wurden mit einem Leitz „Dialux"-Fluoreszenzmikroskop (Sperrfilter K 510) begutachtet. Zur Durchführung der indirekten Immunperoxidase wurden die gleichen Antikörper in folgenden Verdünnungen verwendet: Anti-IgG 1:1000, Anti-IgM 1:400, Anti-IgA 1:400, Anti-C_{1q} 1:200, Anti-C_3 1:200, Anti-Fibrin 1:200. Vor Aufbringen der primären Antikörper wurden die Schnitte mit 0,1%iger Protease (Sigma, St. Louis, USA) 5 Minuten angedaut. Die endogene Peroxidaseaktivität wurde mit H_2O_2 und Methanol geblockt und zur Verminderung der unspezifischen Hintergrundfärbung wurden die Schnitte mit 1:10 verdünntem normalem Schweineserum 10 Minuten lang überschichtet. Nach schrittweiser Inkubation mit dem primären Antikörper (30 Minuten), dem Anti-Kaninchen IgG (Fa. Dako, Dänemark, Verdünnung 1:50, 30 Minuten) und dem PAP-Komplex (Fa. Dako, Verdünnung 1:50, 30 Minuten) erfolgte die Farbreaktion mit Diaminobenzidin und H_2O_2. Die Schnitte wurden mit Hämatoxylin 1 Minute lang gegengefärbt. Als Negativkontrolle wurde jeweils 1 Schnitt, bei welchem der erste Antikörper durch normales Kaninchenserum ersetzt wurde (Verdünnung 1:2000) mitgeführt. Bei der Auswertung wurden intraglomerluäre, vaskuläre und tubulointerestitielle Ablagerungen unterschieden. Die glomerulären Ablagerungen wurden nach schlingenperipheren (p) und mesangialen (m) Depots in segmentaler (s) und diffuser (d) Verteilung differenziert. Die Immunglobulin-, Komplement- und Fibrinablagerungen wurden in insgesamt 206 von 354 Biopsien untersucht.

IV. Virologische immunhistochemische und histochemische Untersuchungsmethoden

a) Zur Darstellung von Herpes simplex Typ 1 oder Typ 2-Antigen im Nierenparenchym dienten polyklonale Antikörper vom Kaninchen (Fa. Dako, Kopenhagen, Dänemark). Als Methode wurde ebenfalls die indirekte Immunperoxidasetechnik angewendet (siehe oben). Als Positivkontrollen dienten Herpes Typ 1 oder Typ 2 infizierte Lungengewebsstücke sowie Schleimhautstücke mit Herpes Typ 1 oder Typ 2 infizierten Epithelzellen (gesichert durch vorausgegangene Virusisolierung aus Bläscheninhalt). Die primären Antikörper wurden 1:50 verdünnt. Als Negativkontrollen wurden Schnitte mit normalem Kaninchenserum in der Verdünnung 1:2000 anstelle des ersten Antikörpers behandelt.

b) In situ Hybridisierung: Die In situ-Hybridisierungstechnik wurde zum Nachweis von Zytomegalie(CMV)-DNA im Nierengewebe verwendet. Sie wurde in modifizierter Form nach der Methode von Brigati und Myerson (Brigati et al. 1983, Myerson et al. 1984) durchgeführt. Nach Entparaffinierung der Schnitte und Hemmung der endogenen Peroxidaseaktivität wurde das Gewebe mit Pronase (0,2 mg/ml, Sigma-Chemical P 5255, St. Louis, USA) 7 Minuten bei 37 °C angedaut. Nach Unterbrechung der Pronaseaktivität mit Glycin wurde die biotinmarkierte CMV-DNA Probe (Enzo Biochem, New York) aufgebracht, die 18% des gesamten CMV-Genoms darstellt. Die Hybridisierung erfolgte in einem Wasserbad bei 90 °C 10 Minuten lang. Anschließend wurden die Schnitte in 50%igem Formamid und 2 × SSC (0,3 M Natriumchlorid, 0,03 M Natriumcitrat) 10 Minuten bei 37 °C gespült. Nach mehrmaligen Spüldurchgängen in 2 × SSC wurden die Schnitte mit dem Streptavidin-Biotin-Peroxidasekomplex (Enzo Biochem, New York) 1 Stunde lang bei 37 °C inkubiert. Die Färbung erfolgte mit Diaminobenzidin und H_2O_2. Alle Schnitte wurden mit Hämatoxylin 20 Sekunden lang gegengefärbt.

Kontrollen

Um Kreuzhybridisierungen mit anderen Viren auszuschließen, wurden die Proben an Gewebsschnitten von Herpex simplex Virus Typ 1 oder Typ 2 infizierten Lungengewebs- und Mundschleimhautstücken ausgetestet. Zum Ausschluß einer Kreuzreaktion mit Epstein-Barr-Virus (EBV)-DNA diente EBV-infiziertes Lymphknotengewebe eines Patienten mit Mononucleosis infectiosa. Die infizierten Zellen wurden vorher durch Hybridisierung mit Epstein-Barr-Virus Proben (Enzo Biochem, New York) nach der gleichen wie oben beschriebenen Methode nachgewiesen. Als weitere Spezifitätskontrolle wurden Lungengewebsschnitte eines Patienten mit Adenoviruspneumonie mit der CMV-DNA-Probe hybridisiert. Die Adenovirusinfektion wurde vorher durch Hybridisierung mit einer Adenovirus 2-DNA-Probe (Enzo, Biochem, New York) bestätigt. Leber-, Nieren- und Lungengewebsschnitte eines Kindes mit congenitaler Zytomegalivirusinfektion zeigten lichtmikroskopisch typische intranukleare Einschlußkörper („Eulenaugen") und dienten dementsprechend als Positivkontrollen für jeden Durchgang. Um eine unspezifische intrazelluläre DNA-Bindung auszuschließen, wurden dieselben Schnitte mit EBV-Virusproben (Enzo, Biochem, New York) nach dem gleichen wie oben beschriebenen Schema hybridisiert. Nur Biopsien mit mindestens 5 positiven Zellen wurden als positiv gewertet. Die virologischen Zusatzuntersuchungen wurden an 288 von 354 Biopsien durchgeführt (200 Biopsien von Ciclosporinbehandelten Patienten und 88 Biopsien von konventionell immunsupprimierten Patienten).

V. Elektronenmikroskopie

In 101 Fällen stand genügend Material für eine elektronenmikroskopische Auswertung zur Verfügung. Die von der Biopsie abgetrennten Gewebsstücke wurden in 2,5%igen cacodylatgepufferten Glutaraldehyd fixiert. Für die Nachfixation wurde Osmiumferrocyanid verwendet. Nach der Einbettung in Epon 812 wurden Ultradünnschnitte angefertigt und nach der Methode von Reynolds (Reynolds 1963) gefärbt und mit einem Zeiss EM 9S Elektronenmikroskop ausgewertet.

VI. Statistik

Für die statistischen Auswertungen wurde der χ^2-Test und der exakte Fischer-Test angewendet.

Ergebnisse

I. Lichtmikroskopische Ergebnisse

In 20 Biopsien der CSA-behandelten Patientengruppe und in 7 Biopsien der konventionell immunsupprimierten Patienten waren die entnommenen Biopsiestücke zu klein oder es wurde kein Nierengewebe bioptisch getroffen, so daß in insgesamt 27 Biopsien eine suffiziente Diagnose nicht möglich war. Die vorliegenden Ergebnisse beziehen sich somit auf 212 Biopsien der CSA-behandelten Gruppe und auf 115 Biopsien der konventionell behandelten Patientengruppe.

A. Klassische Transplantatabstoßungsreaktion

Morphologische Abstoßungszeichen wurden in insgesamt 240 Biopsien (73,4%) diagnostiziert und zwar 69mal in Biopsien der konventionell immunsupprimierten Patienten (60%) und 171mal in Biopsien der CSA-Gruppe (80,6%). Die Häufigkeit der verschiedenen Abstoßungsreaktionen zeigt die Tabelle 1. Eine per-(hyper-)akute Transplantatabstoßung wurde nur einmal bei einem konventionell immunsupprimierten Patienten morphologisch nachgewiesen (Abb. 1). Morphologische Veränderungen im Sinne einer akuten vaskulären Transplantatabstoßung (Abb. 2a, b) fanden sich in 22 Biopsien der konventionell behandelten Gruppe (19%) und machten somit 32% aller morphologisch diagnostizierten Abstoßungsreaktionen innerhalb dieser Gruppe aus. In nur 3 Fällen waren die Veränderungen mild ausgeprägt. 47 Biopsien der CSA-behandelten Patienten (22% aller Biopsien dieser Gruppe) zeigten akute endo- und perivaskulitische Veränderungen, die somit für 27,5% der Transplantatabstoßungen in der CSA-Gruppe zählten. In 9 Biopsien waren nur milde Veränderungen nachweisbar.

Als weitaus häufigste Abstoßungsform (47% aller Abstoßungsreaktionen) war die akute interstitielle Abstoßung zu beobachten (Abb. 6 a), die in insgesamt 113 Biopsien, davon 90mal in der CSA-Gruppe (42,5% der Biopsien, 52,6% der Abstoßungsreaktionen allgemein) und 23mal in der konventionell behandelten Gruppe (20% der Biopsien, 33% aller Abstoßungsreaktionen) diagnostiziert wurde. Die tubulointerstitiellen Läsionen waren in 24 Fällen der CSA-Gruppe und in 6 Fällen der konventionell behandelten Gruppe nur mild ausgeprägt.

Eine chronische vaskuläre Transplantatabstoßung mit konzentrischer Intimafibrose der arteriellen Gefäße (Abb. 3) fand sich in 17 Biopsien von konventionell immunsupprimierten Patienten (15% der Biopsien, 24,6% der Abstoßungsreaktionen) und in 14 Biopsien der CSA-Gruppe (6,6% der Biopsien allgemein, 8,2% aller Abstoßungsreaktionen), während die Veränderungen, die als chronische interstitielle Abstoßung interpretiert wurden (Abb. 6 b), nur in einem konventionell behandelten Fall und in 7 Biopsien der CSA-Gruppe beobachtet wurden. Die chronischen interstitiellen Abstoßungszeichen waren einmal mit einer segmental-fokalen Glomerulosklerose und einmal mit einer gering ausgeprägten CSA-assoziierten Arteriolopathie, sowie zweimal mit einer Transplantatglomerulopathie, allerdings ohne ersichtliche Gefäßläsionen, kombiniert. Interstitielle und vaskuläre Verwerfungsreaktionen gemeinsam waren in insgesamt 43 Biopsien (13% der beurteilbaren Biopsien, 18% aller Abstoßungsreaktionen) nachweisbar, wobei in der Ciclosporingruppe eine akute interstitielle Abstoßung in 19 Fällen mit einer akuten vaskulären Transplantatabstoßung (in 4 Biopsien mild ausgeprägt) und in 7 Biopsien mit einer chronischen sklerosierenden Transplantatvaskulopathie vergesellschaftet war. Die letztere Konstellation fand sich auch in 11 Biopsien von konventionell immunsupprimierten Patienten, während die kombinierten akuten Läsionen in nur 6 Fällen dieser Gruppe beobachtet werden konnten.

Mit Berücksichtigung des Schweregrades der Abstoßungsreaktionen zeigt sich, daß in der CSA-Gruppe Läsionen milden Ausmaßes in insgesamt 37 Biopsien (22% aller Biopsien mit Abstoßungszeichen in dieser Gruppe) vorhanden waren, während die mild

Tabelle 1. Transplantatabstoßungsreaktionen unter konventioneller Immunsuppression und CSA-Therapie

Biopsien	Perakute Abst.	akute vask. Abst.		akute int. Abst.		chron. vask. Abst.	chron. int. Abst.	Kombination akut vask. + int. Abst.		Kombination akut int. + chron. vask. Abst.	
		mild	schwer	mild	schwer			mild	schwer	mild	schwer
Ciclosporin (n = 212)	0	9	38	24	66	14	7	4	15	0	7
Konventionell (n = 115)	1	3	19	6	17	17	1	0	6	0	11
Gesamt	1	69		113		31	8	25		18	

ausgeprägten Verwerfungszeichen in nur 9 Biopsien der konventionell behandelten Gruppe nachgewiesen werden konnten (13% der Biopsien mit Abstoßungszeichen). Der Unterschied ist statistisch nicht signifikant.

Die Häufigkeit der glomerulären Läsionen und ihre Beziehung zu den vaskulären und interstitiellen Abstoßungsreaktionen zeigt die Tabelle 2. Eine Transplantatglomerulitis (Abb. 4) wurde in

Tabelle 2. Transplantatglomerulitis und Transplantatglomerulopathie: Beziehung zu Transplantatabstoßungsreaktionen

	Transplantatglomerulitis (n = 40)	Transplantatglomerulopathie (n = 33)
CsA	39	17
Konventionell	1	16
Akute vask. Abst.	29	0
Akute int. Abst.	1	7
Akute int. + vask. Abst.	10	0
Chron. vask. Abst.	0	20
Chron. int. Abst.	0	1

insgesamt 40 Biopsien gesehen (16,6% aller Abstoßungsreaktionen) und war in 39 Fällen mit einer akuten vaskulären Abstoßung (56,5% aller vaskulären Abstoßungen) und nur einmal mit einer reinen interstitiellen Abstoßung kombiniert. 39 Biopsien mit Transplantatglomerulitiden stammten von der CSA-behandelten Patientengruppe (18,4% der Biopsien) und nur 1 Fall wurde in der konventionell behandelten Gruppe gesehen, während die chronische Form der glomerulären Läsion, die Transplantatglomerulopathie (Abb. 5a, b), 17mal in der CSA-Gruppe (8%) und 16mal in der konventionell behandelten Gruppe (13%) diagnostiziert wurde.

Von den insgesamt 33 Biopsien mit Transplantatglomerulopathien waren in 20 auch chronisch vaskuläre, in 7 akute interstitielle und in 2 chronisch interstitielle Abstoßungszeichen vorhanden. Die Transplantatglomerulopathie war somit 4mal isoliert ohne in der Biopsie erkennbare relevante Gefäßveränderungen zu sehen. Allerdings wurden in diesen Fällen diskrete fokale interstitielle Fibrosebezirke mit geringer herdförmiger Tubulusatrophie als Zusatzbefunde beobachtet.

Zusammenfassung

Von den klassischen Abstoßungsreaktionen wurde die akute interstitielle Transplantatabstoßung am häufigsten diagnostiziert. Sie fand sich in der CSA-Gruppe signifikant häufiger als in der konventionell behandelten Gruppe ($p \leqslant 0,05$), während die chronische vaskuläre Abstoßung signifikant häufiger in den Biopsien der konventionell behandelten Gruppe gesehen wurde ($p \leqslant 0,05$). Die Transplantatglomerulitis war fast immer mit akuten vaskulären Läsionen in den größeren Arterien kombiniert und wurde in der CSA-Gruppe signifikant häufiger gefunden als in der konventionell behandelten Patientengruppe ($p \leqslant 0,05$), während die Transplantatglomerulopathie signifikant häufiger in Biopsien der konventionell immunsupprimierten Gruppe diagnostiziert wurde ($p \leqslant 0,05$). Milde Abstoßungszeichen waren scheinbar häufiger unter Ciclosporin A-Therapie als unter konventioneller Immunosuppression anzutreffen, allerdings ist die Differenz statistisch nicht signifikant.

B. Morphologische Veränderungen bei akutem Nierenversagen

Das akute postoperative Nierenversagen wurde morphologisch insgesamt 22mal bestätigt (Abb. 7), davon 14mal in der CSA-Gruppe (6,6%) und 8mal in der konventionell behandelten Gruppe (7%). 8mal gab es zusätzlich morphologische Hinweise für eine Verwerfungsreaktion, wobei 3mal vaskuläre und 5mal interstitielle Abstoßungszeichen zu sehen waren. In der CSA-Gruppe war die tubuläre Dystrophie 11mal mit CSA-Toxizitätszeichen kombiniert.

C. Morphologische Zeichen der Ciclosporin-Toxizität (Tabelle 3)

Morphologische Veränderungen die mit der Toxizität von Ciclosporin A in Zusammenhang gebracht werden, fanden sich in insgesamt 129 von 232 Biopsien der CSA-behandelten Patientengruppe (55,6%). Nach retrospektiver Begutachtung des Biopsiematerials der konventionell immunsupprimierten Patienten wurden korrespondierende Veränderungen auch in 21 Biopsien dieses Kollektivs nachgewiesen (17,2%). Innerhalb der CSA-Gruppe waren die Toxizitätszeichen 105mal (81,4%) mit Abstoßungsreaktionen, 11mal (8,5%) mit Veränderungen bei akutem Nierenversagen und 6mal (4,6%) mit einer Glomerulonephritis im Transplantat kombiniert. Nur 8mal (6,2%) konnten CSA-Toxizitätszeichen alleine als für die Transplantatdysfunktion relevanten Läsionen angesehen werden.

Die diffuse interstitielle Fibrose (Abb. 8 a) fand sich 18mal in der CSA-Gruppe und 2mal in der konventionell behandelten Gruppe, wobei die Veränderung mit Berücksichtigung der Zeitspanne zwischen Transplantationsdatum und Biospieentnahme im Durchschnitt 5 Wochen nach der Transplantation zu sehen war.

Die tubuläre Toxizität wurde insgesamt 114mal diagnostiziert, davon 103mal in der CSA-Gruppe und 11mal in der konventionell behandelten Gruppe. Die häufigste Läsion war die isometrische Vakuolisierung der proximalen Tubulusepithelzellen (Abb. 8 b), welche in 89 Biopsien (86 CSA, 3 konventionell) gesehen wurde. In den 3 Fällen der konventionell behandelten Gruppe war eine vorherige Gabe von hyperosmolaren Diuretika bekannt. Die isometrische Vakuolisierung war in 20 Fällen mit Mikroverkalkungen (Abb. 8 c), in 14 mit Megamitochondrien (Abb. 8 d) und in 13 Fällen mit Mikroverkalkungen und Megamitochondrien vergesellschaftet. Diese kombinierten Läsionen fanden sich ausschließlich in Biopsien der CSA-Gruppe. Mikroverkalkungen waren insgesamt in 61 (58 CSA, 3 konventionell) und Megamitochondrien in 34 Biopsien (29 CSA, 5 konventionell) zu sehen.

Die Kongestion der peritubulären Kapillaren (Abb. 8 e) ohne begleitende Abstoßungsreaktion war nur in 11 Fällen der CSA-behandelten Gruppe nachweisbar. Von den 11 Biopsien mit Kongestion der peritubulären Kapillaren waren in 10 Fällen auch akute tubuläre CSA-Toxizitätszeichen sowie in 8 Biopsien chronische Toxizitätszeichen mit streifenförmigen interstitiellen Fibrosebezirken nachweisbar.

In 29 Biopsien (23 CSA, 6 konventionell) fand sich eine streifenförmige interstitielle Fibrose (Abb. 8 h), welche in der CSA-Gruppe 13mal mit in der Biopsie faßbaren vaskulären Läsionen vergesellschaftet war. In 7 Fällen lag eine CSA-assoziierte Arteriolopathie (Abb. 8 f, g) und in 6 Fällen eine Transplantatvaskulopathie vor. Von den insgesamt 6 Fällen in der konventionell behandelten Gruppe fanden sich in 3 Biopsien vaskuläre Abstoßungszeichen. Es konnten somit in insgesamt 16 von 29 Fällen mit streifiger interstitieller Fibrose (55,2%) lichtmikroskopisch eindeutige vaskuläre Veränderungen nachgewiesen werden.

Arteriolenveränderungen entsprechend einer CSA-assoziierten Arteriolopathie wurden in insgesamt 28 Biopsien der CSA-immunsupprimierten Patienten nachgewiesen (13,2%), wobei in 7 Fällen Mikrothromben und dementsprechend Läsionen vom Typ des hämolytisch-urämischen Syndroms vorlagen. In 2 Fällen waren auch Mikrothromben in den Glomerula nachweisbar. In 17 Fällen war die Arteriolopathie mit Abstoßungszeichen vergesellschaftet, und zwar 4mal mit Transplantatvaskulopathien und 13mal mit interstitiellen Abstoßungsreaktionen. In der konventionell behandelten Gruppe fand sich in 2 Fällen eine thrombotische Glomerulopathie vom Typ der glomerulären Form des hämolytisch-urämischen Syndroms. In beiden Fällen waren zusätzlich vaskuläre Abstoßungsreaktionen in größeren Gefäßen nachweisbar. Das Zeitintervall zwischen Transplantation und Biopsieentnahme betrug bei den Fällen mit Arteriolopathien im Durchschnitt 6—7 Wochen (frühester Zeitpunkt 1 Woche, spätester 8 Wochen). Die CSA-Arteriolopathie muß von der hypertoniebedingten hyalinen Arteriolosklerose der kleinen Gefäße abgegrenzt werden. Eine Hyalinose der Arteriolen fand sich in insgesamt 7 Fällen, davon 4mal in der ciclosporinbehandelten Gruppe und 3mal in der konventionell immunsupprimierten Gruppe. Bei den entsprechen-

Tabelle 3. Morphologische Zeichen der Ciclosporin-Toxizität

| | Diffuse int. Fibrose | Tub. Toxizität | | Megami-toch. | Kong. der Peritub. Kap. | Streifige Fibrose | Arteriolo-pathie |
		Isometr. vakuol.	Mikro-verk.				
CSA-Gruppe (n = 232)	18 (7,8%)	86 (37%)	58 (25%)	29 (12,5%)	11 (4,7%)	23 (9,9%)	28 (12%)
Konventionell beh. Gruppe (n = 122)	2 (1,6%)	3 (2,5%)	3 (2,5%)	5 (4,1%)	0	6 (4,9%)	2 (1,6%) thrombot. Glomerulo-pathie
Gesamt	20	89	61	34	11	29	30

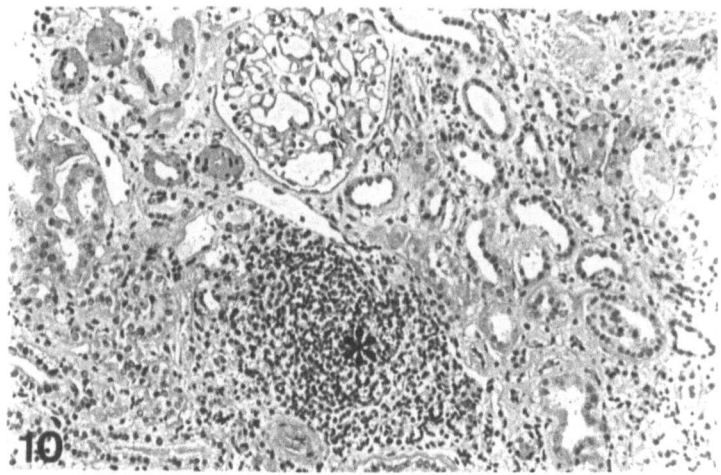

Abb. 10. Noduläres interstitielles lymphozytäres Infiltrat (*) in einer Nierentransplantatbiopsie nach Ciclosporintherapie (HE × 110)

den Patienten fand sich klinisch eine mäßig stark ausgeprägte Hypertonie.

In insgeamt 9 Fällen (6mal in der CSA-Gruppe, 3mal in der konventionell behandelten Gruppe) wurden interstitielle noduläre lymphoidzellige Infiltrate gesehen (Abb. 10). Die Infiltrate bestanden vorwiegend aus großen Lymphozyten und waren stets in Gefäßnähe lokalisiert. Sie waren 5mal mit vaskulären Abstoßungszeichen und 3mal mit interstitiellen Transplantatabstoßungen, sowie 1mal mit einer vaskulären und interstitiellen Abstoßungsreaktion vergesellschaftet.

Zusammenfassung

Morphologische Veränderungen, die mit einer CSA-Therapie in Zusammenhang gebracht werden, konnten zwar signifikant häufiger in Biopsien der CSA-behandelten Patientengruppe beobachtet werden (55,6% der Biopsien). Sie wurden jedoch auch in 17,2% der Biopsien der konventionell behandelten Gruppe gesehen. Die häufigsten Läsionen waren diejenigen am proximalen Tubulusapparat, wobei als dominierendes Toxizitätszeichen die gleichförmige (isometrische) Vakuolisierung des proximalen Tubulusepithels zu sehen war. In 81,4% waren die CSA-Toxizitätszeichen mit Abstoßungsreaktionen, in 8,5% mit einem akuten postoperativen Nierenversagen und in 4,6% mit einer Glomerulonephritis im Transplantat vergesellschaftet.

D. Die Glomerulonephritis im Transplantat

Eine Glomerulonephritis im Transplantat konnte in insgesamt 15 Biopsien (4,6%) und zwar 8mal in der CSA-Gruppe und 7mal in der konventionell behandelten Gruppe verifiziert werden, wobei die Diagnose in insgesamt 6 Fällen erst mit Hilfe der Immunmorphologien und/oder der Elektronenmikroskopie möglich war (siehe auch Absätze: Immunhistochemische und elektronenmikroskopische Ergebnisse). Die morphologischen Typen der Glomerulonephritiden zeigt die Tabelle 4. Die häufigste Form war die segmental-fokal betonte sklerosierende Glomerulonephritis (insgesamt 5 Fälle) mit segmentalen Schlingenverödungen und Kapselsynechien (Abb. 11), die manchmal mit fibrosierten Partialhalbmonden kombiniert

Tabelle 4. Glomerulonephritiden im Transplantat

Morphol. Typ	n	
Segm. fok. sklerosierende GN	5	
Segm. fok. proliferierende GN	3	
Endotheliomesangiale GN	4	
Membranoprolif. GN	1	
Intramembranöse (rekurrent) GN	1	
IgA-mesangiale (rekurrent) GN	1	
Gesamt	15	(4,6% der beurteilbaren Biopsien)

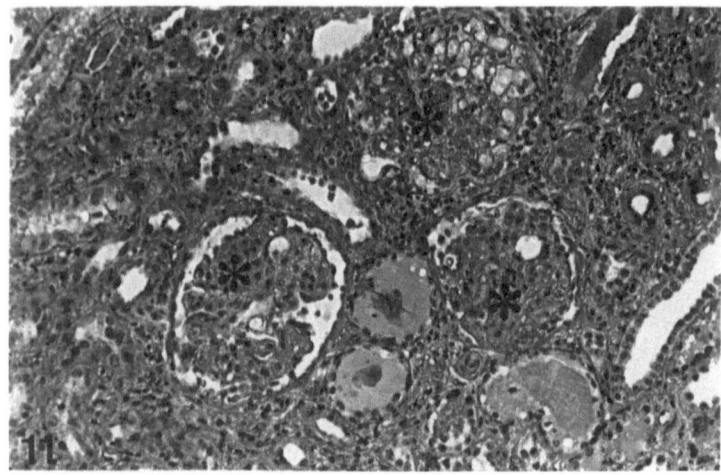

Abb. 11. Segmental fokal betonte sklerosierende Glomerulonephritis im Transplantat: Die Glomerula zeigen eine ausgeprägte segmentale Schlingensklerose mit Kapselsynechien (*, HE × 110)

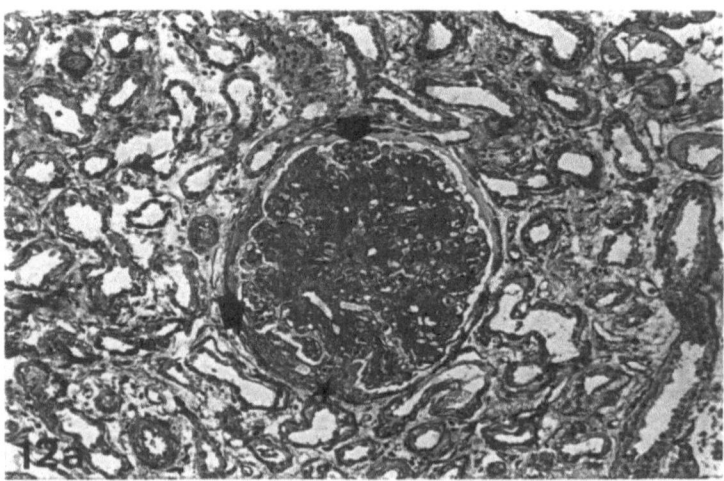

Abb. 12 a. Endotheliomesangiale Glomerulonephritis in proliferativ sklerosierendem Stadium im Transplantat: Die mesangialen Felder sind massiv verbreitert und zellvermehrt. In den Kapillarschlingenlumina finden sich reichlich Leukozyten und proliferierte Endothelzellen (dicke Pfeile). An einer Stelle ist auch eine Kapselsynechie erkennbar (*, HE × 110)

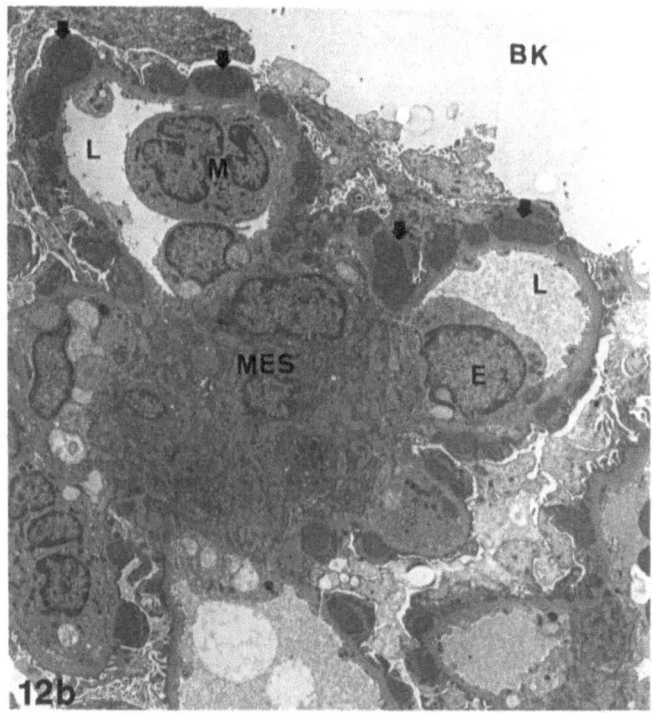

Abb. 12 b. Endotheliomesangiale Glomerulonephritis im Transplantat: An der Außenseite der peripheren Basalmembranen finden sich zahlreiche Immundepots in Form von sogenannten „Humps" (Pfeile), die Kapillarschlingenlumina (*L*) enthalten zum Teil vermehrt mononukleäre Zellen (*M* Monozyt) und vergrößerte Endothelzellen (*E*). Das Mesangium (*MES*) ist verbreitert und die Mesangiumzellen sind vermehrt. *BK* Bowmanscher Kapselraum (Vergr.: × 2200)

waren. Als zweithäufigster Typ wurde die endothelio-mesangiale Glomerulonephritis (Post-Streptokokken-Typ) in vier Biopsien diagnostiziert (Abb. 12 a, b). Eine segmental-fokal betonte proliferative Glomerulonephritis wurde 3mal (Abb. 13) bei Ciclosporin-behandelten Patienten gesehen. Jeweils einmal wurde eine membranoproliferative, eine intramembranöse und eine IgA-mesangiale Glomerulonephritis diagnostiziert. Bei der IgA-Nephritis (Abb. 14)

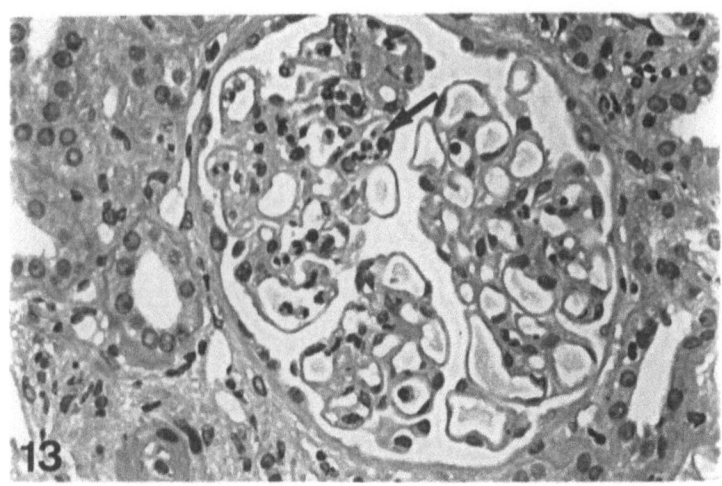

Abb. 13. Segmental fokal betonte proliferative Glomerulonephritis im Transplantat: In der linken Hälfte des Glomerulums sieht man eine deutliche Zellvermehrung in den Kapillarschlingen und nur in geringem Ausmaß in den verbreiterten mesangialen Feldern. Die Kapillarschlingen enthalten vermehrt segmentkernige Granulozyten (Pfeil) aber nur wenige mononukleäre Zellen. Die Biopsie wurde 8 Monate nach der Transplantation entnommen. Der Patient wurde mit Ciclosporin und niedrigen Corticoiddosen behandelt (HE × 270)

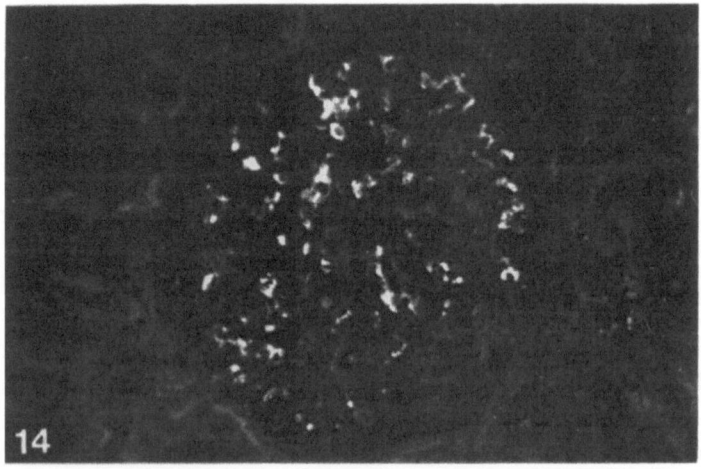

Abb. 14. Rekurrente IgA-Nephritis im Transplantat: IgA-Ablagerungen im Mesangium und in geringem Ausmaß auch an den peripheren Basalmembranen (indirekte Immunfluoreszenz, Anti-IgA, × 270)

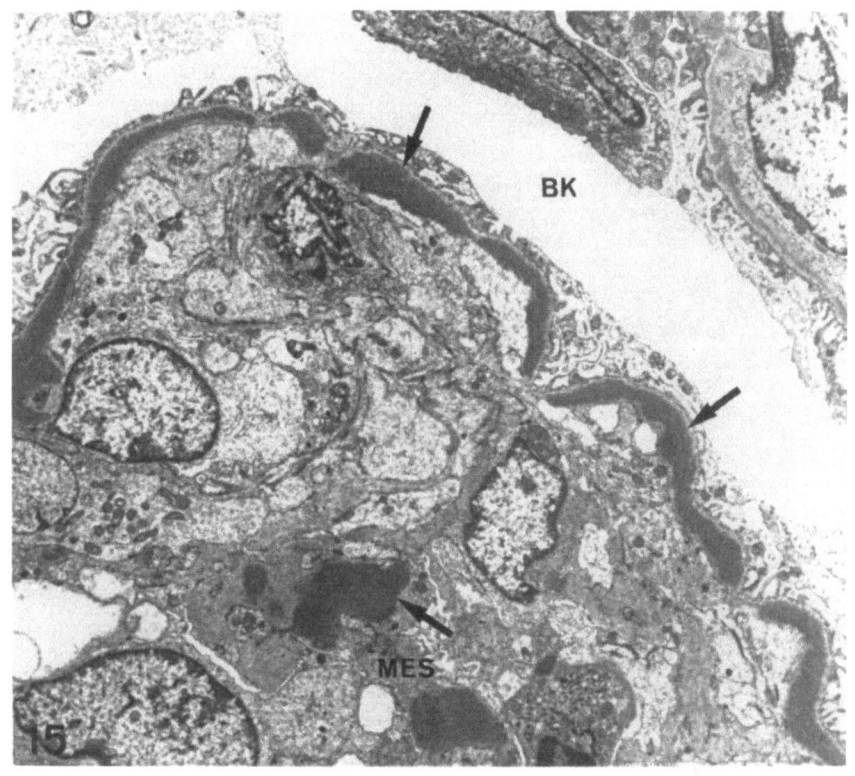

Abb. 15. Rekurrente intramembranöse Glomerulonephritis im Transplantat: Die peripheren Basalmembranen des Glomerulums sind massiv verbreitert und enthalten homogene elektronendichte Depots (Pfeile). Einzelne klumpige elektronendichte Ablagerungen sind auch innerhalb des Mesangiums (*MES*) erkennbar. Die Schlingenlumina sind durch proliferierte Endothelzellen und mononukleäre Zellen verschlossen. *BK* Bowmanscher Kapselraum (Vergr.: × 3000)

und bei der intramembranösen Glomerulonephritis (Abb. 15) konnte eine Rekurrenz der Grunderkrankung bestätigt werden, während bei den anderen Patienten die Vorkrankheit, die zur Niereninsuffizienz geführt hat, unbekannt blieb. In 3 Fällen war die Glomerulonephritis mit einer Transplantatabstoßungsreaktion kombiniert, wobei eine segmental fokale Glomerulosklerose mit chronisch interstitiellen Abstoßungszeichen und zwei Glomerulonephritiden vom Post-Streptokokkentyp mit Transplantatvaskulopathien vergesellschaftet waren. In 6 Fällen der CSA-Gruppe lagen zusätzlich zu den glomerulonephritischen Veränderungen auch morphologische CSA-Toxizitätszeichen vor (Tabelle 5), wobei 4mal Tubuluopathien, 3mal eine Arteriolopathie und 3mal streifige interstitielle Fibrosebezirke mit tubulärer Atrophie gesehen wurden.

Tabelle 5. Glomerulenphritis und CSA-Toxizitätszeichen (n = 6)

Morphol. Typ	Tub. Tox.	Arteriolo- pathie	Int. Fibrose
1 Endotheliomesangiale GN	–	+	–
2 Endotheliomesangiale GN	+	+	–
3 Segm. fok. skler. GN	–	–	+ (streifig)
4 Segm. fok. skler. GN	+	–	+ (streifig)
5 Segm. fok. prol. GN	+	–	+ (diffus + streifig)
6 IgA-mesang. GN	+	+	–

Zusammenfassung

Die Glomerulonephritis im Transplantat wurde sowohl unter konventioneller Immunsuppression als auch unter CSA-Therapie gleichermaßen selten gesehen. Die häufigste Form war die segmental-fokal betonte sklerosierende Glomerulonephritis (fokale Glomerulosklerose). Die diffusen endothelio-mesangialen Glomerulonephritiden, sowie die IgA-mesangiale Glomerulonephritis waren stets mit vaskulären Läsionen vergesellschaftet. 2mal wurden vaskuläre Abstoßungsreaktionen und 3mal eine CSA-assoziierte Arteriolopathie als Zusatzbefund diagnostiziert. Rekurrente Glomerulonephritiden im Transplantat konnten nur in 2 Fällen bestätigt werden, nämlich einmal in Form einer IgA-Glomerulonephritis und einmal eine intramembranöse Glomerulonephritis.

E. Die Pyelonephritis und Hydronephrose im Transplantat

Eine akute Pyelonephritis im Transplantat wurde morphologisch in 2 Biopsien der Ciclosporin behandelten Gruppe und in 2 Fällen der konventionell immunsupprimierten Gruppe verifiziert. In den letzteren beiden Biopsien lag zusätzlich eine chronische vaskuläre Transplantatabstoßung vor. Eine Hydronephrose als Folge einer Ureternekrose sowie pyelonephritische Narben wurden in jeweils einem Fall der konventionell behandelten Gruppe gesehen.

F. Nicht destruierende interstitielle Nephritis im Transplantat

Eine nicht destruierende interstitielle Nephritis mit interstitiellen mononukleären Zellinfiltraten ohne Tubulitis (Abb. 9) wurde insgesamt 6mal (3mal in der CSA-Gruppe und 3mal in der konventionell behandelten Gruppe) diagnostiziert. Anamnestisch war kein Zusammenhang mit einer medikamenteninduzierten allergischen Reaktion eruierbar. Auch bestand klinisch kein Hinweis für eine symptomatische bakterielle oder virale Infektion.

G. Normales Nierenparenchym

In insgesamt 8 Biopsien (2,4%) wurde normales Nierengewebe getroffen (5 Biopsien der konventionell behandelten Gruppe und 3 Biopsien der CSA-Gruppe).

II. Immunhistochemische Ergebnisse

Eine immunhistochemische Untersuchung hinsichtlich Immunglobulin, Komplement und Fibrinablagerungen konnte in 50 Biopsien mit der Diagnose einer akuten vaskulären Transplantatabstoßung, in 98 Biopsien mit akuten interstitiellen, in 20 Biopsien mit chronisch vaskulären und in 8 Fällen mit chronisch interstitiellen Abstoßungszeichen durchgeführt werden. Ferner standen in insgesamt 35 Fällen mit Transplantatglomerulitiden und in 30 Fällen mit Transplantatglomerulopathien genügend Glomerula für eine suffiziente immunmorphologische Beurteilung zur Verfügung. Von den insgesamt 206 immunmorphologisch mit Antikörpern gegen Immunglobuline, Komplement und Fibrin untersuchten Biopsien, lieferten 20 ein negatives Ergebnis. Darunter fanden sich 10 Fälle mit akuter interstitieller Abstoßung, 2 mit akuter vaskulärer und 3 mit chronischen vaskulären Abstoßungszeichen, sowie 2 Biopsien mit reinen Ciclosporintoxizitätszeichen, 2 mit lichtmikroskopisch normalem Parenchym und 1 Fall mit morphologischen Zeichen einer interstitiellen nichtdestruierenden Nephritis.

A. Immunhistochemische Befunde bei klassischen Abstoßungsreaktionen

Die prozentuelle Verteilung der Ablagerungen von Immunglobulinen in den einzelnen Kompartimenten des Nierenparenchyms bei Transplantatabstoßung (Glomerula, Gefäße, Interstitium) zeigt die Tabelle 6. Daraus ist ersichtlich, daß der Prozentsatz der IgG- und IgA-Ablagerungen bei den einzelnen Abstoßungsformen meist unter 50% liegt. Bei der chronischen interstitiellen Transplantatabstoßung fanden sich in der Hälfte der Fälle IgA- und in 62,5% IgG-positive Plasmazellen im Interstitium. In 51,4% der Biopsien mit Transplantatglomerulitiden wurden zusätzlich IgG-Ablagerungen kurzlinear an den Basalmembranen der peritubulären Kapillaren und der Tubuli sowie granulär im Interstitium gesehen. IgM-Ablagerungen waren bei akuter vaskulärer Transplantatabstoßung mit oder ohne Tranplantatglomerulitis in mehr als 50% der Fälle in der Gefäßwand der Arterien (Abb. 16a), sowie in über 70% der Fälle granulär und kurzlinear an den Basalmembranen der peritubulären Kapillaren und an den Basalmembranen einzelner Tubuli erkennbar (Abb. 16b). Ferner fanden sich in diesen Fällen auch fleckförmige granuläre Ablagerungen im peritubulären Interstitium. IgM-Depots waren ferner in 50% der Fälle mit chronischer Transplantatvaskulopathie in den Gefäßen sowie in über 50% der chronischen interstitiellen Abstoßungen im Interstitium in granulärer Form und teilweise auch linear an den tubulären Basalmembranen darstellbar.

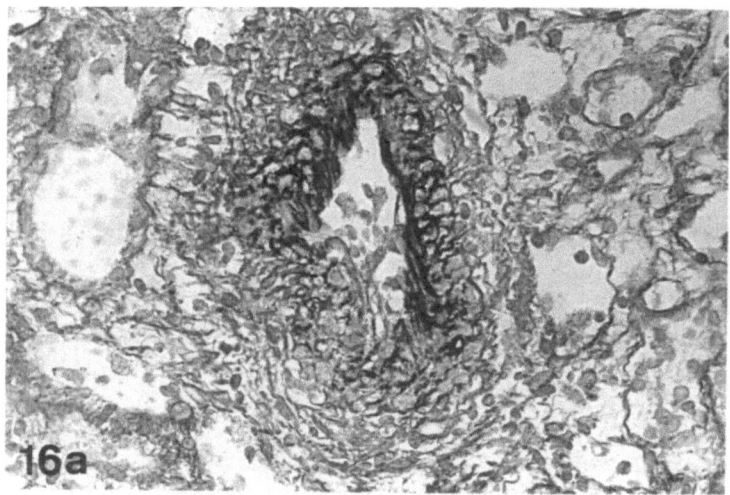

Abb. 16a. IgM-Ablagerungen in einer mittelgroßen Arterie bei akuter vaskulärer Transplantatabstoßung (indirekte Immunperoxidase, Anti-IgM, × 270)

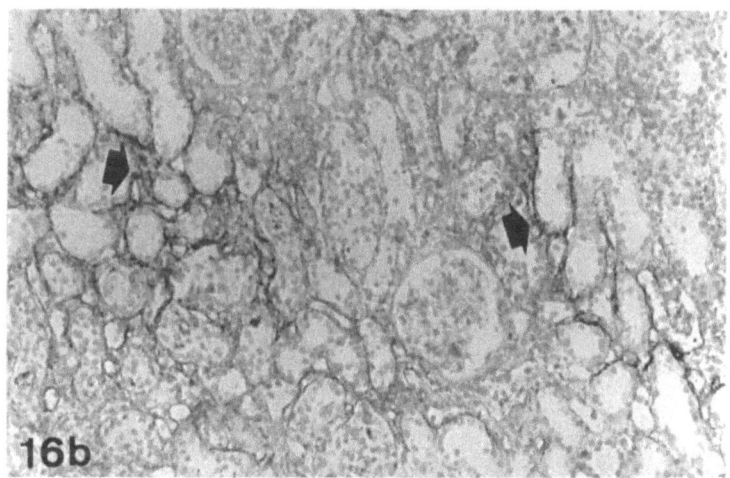

Abb. 16b. Granuläre Ablagerungen von IgM im peritubulären Interstitium bei akuter vaskulärer und interstitieller Transplantatabstoßung (Pfeile, indirekte Immunperoxidase × 70)

Tabelle 6. Immunglobulinablagerungen bei Transplantatabstoßungsreaktionen (181 Biopsien)

		akut vaskulär (n = 50)	akut interstitiell (n = 98)	chronisch vaskulär (n = 20)	chronisch interstitiell (n = 8)	Transpl. Glomerulitis (n = 35)	Transpl. Glomerulopathie (n = 30)
IgG	md	0	0	0	0	0	0
	pd	0	0	1 (5%)	0	0	1 (3,3%)
	ms	5 (10%)	0	1 (5%)	0	3 (8,6%)	1 (3,3%)
	ps	11 (22%)	11 (11,2%)	4 (20%)	0	9 (25,7%)	5 (16,6%)
	art	3 (6%)	0	0	0	3 (8,6%)	0
	tb + int	17 (34%)	42 (43%)	4 (20%)	3 (38%)	18 (51,4%)	6 (20%)
	Plz	7 (14%)	33 (33,7%)	7 (35%)	5 (62,5%)	6 (17,1%)	6 (20%)
IgM	md	1 (2%)	5 (5,1%)	1 (5%)	0	0	0
	pd	0	0	0	0	0	2 (6,6%)
	ms	9 (18%)	21 (21,4%)	7 (35%)	3 (38%)	11 (31,4%)	10 (33,3%)
	ps	9 (18%)	18 (18,4%)	8 (40%)	2 (25%)	10 (29%)	8 (26,6%)
	art	29 (58%)	31 (31,6%)	10 (50%)	1 (12,5%)	23 (65,7%)	9 (30%)
	tb + int	38 (76%)	38 (38,7%)	0	6 (75%)	15 (42,8%)	7 (23,3%)
	Plz	3 (6%)	15 (15,3%)	0	0	3 (8,6%)	4 (13,3%)
IgA	md	0	0	0	0	0	0
	pd	0	0	0	0	0	0
	ms	3 (6%)	2 (2%)	1 (5%)	0	2 (5,7%)	1 (3,3%)
	ps	2 (4%)	5 (5,1%)	3 (15%)	0	2 (5,7%)	2 (6,6%)
	art	3 (6%)	1 (1%)	0	0	4 (11,4%)	0
	tb + int	12 (24%)	28 (28,6%)	4 (20%)	1 (12,5%)	13 (37,1%)	5 (16,5%)
	Plz	6 (12%)	24 (24,5%)	7 (35%)	4 (50%)	3 (8,6%)	7 (23,3%)

md = mesangial diffus; pd = schlingenperipher diffus; ms = mesangial segmental; ps = schlingenperipher segmental; art = arteriell; tb + int = tubuläre Basalmembranen und Interstitium; Plz = Plasmazellen.

Betrachtet man die glomerulären Immunglobulinablagerungen, so ist ersichtlich, daß die Depots fast nie in diffuser, sondern stets in segmentaler Verteilung vorlagen. Bezüglich der Immunglobulinablagerungen ergibt sich zwischen vaskulären und interstitiellen Abstoßungsreaktionen kein signifikanter Unterschied. Eine ähnliche Verteilung wie die Immunglobuline zeigen auch die Ablagerungen von C_{1q}, C_3 und Fibrin(-ogen) (Tabelle 7). In mehr als Hälfte der Fälle mit akuter vaskulärer Abstoßung mit oder ohne Transplantatglomerulitis waren Fibrin- und C_{1q}-Ablagerungen in den Gefäßwänden zu finden. Arterielle C_{1q}-Ablagerungen waren auch in 65% der Biopsien mit chronisch vaskulären Abstoßungszeichen nachweisbar. Segmentale Fibrinablagerungen an den Basalmembranen der Glomerula konnten in Biopsien mit Transplantatglomerulitiden relativ häufig beobachtet werden (45,7%). Ferner fanden sich in 5 Fällen mit chronischen interstitiellen Abstoßungszeichen segmentale Fibrindepots in den Glomerula. In 4 dieser 5 Biopsien konnten auch lichtmikroskopisch geringe vaskuläre und glomeruläre Läsionen gefunden werden, wobei einmal eine segmental betonte sklerosierende Glomerulonephritis, einmal eine ciclosporinassoziierte Arteriolopathie und 2mal eine Transplantatglomerulopathie diagnostiziert wurde (siehe oben).

Die Häufigkeit von Immunglobulin, Komplement und Fibrinablagerungen im tubulointerstitiellen Raum zeigt die Tabelle 8. In ca. einem Drittel der 206 immunmorphologisch untersuchten Biopsien waren tubulointerstitielle IgG und/oder IgM-Ablagerungen anzutreffen (IgG 37,4%, IgM 36,4%). Tubulointerstitielle IgA-, C_{1q}-, C_3- und Fibrindepots fanden sich in durchwegs weniger als einem Drittel der untersuchten Fälle. IgG- und IgM-Depots waren an den Basalmembranen der peritubulären Kapillaren sowie einzelner proximaler Tubuli in kurzlinearer Form erkennbar. Diese linearen Ablagerungen waren stets auch mit fleckförmigen granulären Depots im peritubulären interstitiellen Bindegewebe vergesellschaftet (siehe Abb. 16 b). Sämtliche Ablagerungen im tubulointerstitiellen Raum kamen fast ausschließlich (88,3—95,7%) im Rahmen von Transplantatabstoßungsreaktionen vor (Tabelle 8). Wenn man die tubulointerstitiellen Immunglobulin- und Komplement-

Tabelle 7. Komplement- und Fibrinablagerungen bei Transplantatabstoßungsreaktionen (181 Biopsien)

		akut vaskulär (n = 50)	akut interstitiell (n = 98)	chronisch vaskulär (n = 20)	chronisch interstitiell (n = 8)	Transpl. Glomerulitis (n = 35)	Transpl. Glomerulopathie (n = 30)
Fibrin-(-ogen)	md	1 (2%)	0	0	0	0	0
	pd	0	0	0	0	0	1 (3,3%)
	ms	3 (6%)	5 (5,1%)	2 (10%)	0	6 (17,1%)	2 (6,6%)
	ps	15 (30%)	11 (11,2%)	7 (35%)	5 (62,5%)	16 (45,7%)	8 (26,6%)
	tb+int	15 (30%)	30 (30,6%)	3 (15%)	3 (38%)	15 (42,8%)	6 (20%)
	art	29 (58%)	23 (23,5%)	7 (35%)	1 (12,5%)	23 (65,7%)	3 (10%)
C_{1q}	md	0	0	1 (5%)	0	0	1 (3,3%)
	pd	0	0	0	0	0	0
	ms	8 (16%)	20 (20,4%)	2 (10%)	2 (25%)	11 (31,4%)	6 (20%)
	ps	7 (14%)	10 (10,2%)	3 (15%)	1 (12,5%)	8 (22,8%)	4 (13,2%)
	tb+int	7 (14%)	29 (29,6%)	4 (20%)	4 (50%)	8 (22,8%)	6 (20%)
	art	28 (56%)	38 (38,8%)	13 (65%)	2 (25%)	25 (71,4%)	12 (40%)
C_3	md	0	0	0	0	0	0
	pd	0	1 (1%)	0	0	0	0
	ms	2 (4%)	2 (2%)	1 (5%)	0	3 (8,6%)	0
	ps	6 (12%)	6 (6,1%)	5 (25%)	2 (25%)	9 (25,7%)	5 (16,6%)
	tb+int	10 (20%)	13 (13,3%)	1 (5%)	0	9 (25,7%)	1 (3,3%)
	art	14 (28%)	7 (7,1%)	1 (5%)	0	11 (31,4%)	3 (10%)

Erläuterungen: siehe Tabelle 6.

ablagerungen bei akuten Transplantatabstoßungen gesondert betrachtet, so fanden sich bei akuten Transplantatabstoßungen in 34 bis 51,4% der Fälle IgG-Ablagerungen an tubulären Basalmembranen sowie an den Basalmembranen der peritubulären Kapillaren und granulär im Interstitium. In gleicher Verteilung und Lokalisation wurden IgM-Ablagerungen in 28,7% bis 76% und IgA-Ablagerungen in 24—37,1% der Fälle mit akuten Abstoßungszeichen gesehen. C_{1q}-Ablagerungen fanden sich in 14—29,6% und tubulointerstitielle C_3-Depots in 13,3—25,7% der Biopsien. Dabei ergibt sich kein signifikanter Unterschied zwischen vaskulären und interstitiellen Abstoßungsreaktionen. Auffällig ist das relativ häufigere Auftreten von tubulointerstitiellen IgG-, IgA, C_{1q}- und C_3-Ablagerungen bei vaskulären Abstoßungen mit Transplantatglomerulitiden als bei akuten vaskulären Abstoßungen allgemein (mit und ohne Transplantatglomerulitiden, IgG 51,4% versus 34%, IgA

Tabelle 8. Tubulo-interstitielle Immunglobulin-, Komplement- und Fibrinablagerungen: Beziehung zu Transplantatabstoßung und linearen glomerulären Immundepots

	Tubulo-interstitiell Gesamt	Transplantat-abstoßung	Linear glomerulär
IgG	77 (37,4%)*	68 (88,3%)**	20
IgM	75 (36,4%)	67 (89,3%)	27
IgA	51 (25%)	46 (90,2%)	5
C_{1q}	46 (22,3%)	44 (95,7%)	11
C_3	30 (14,6%)	26 (86,6%)	7
Fibrin	61 (29,6%)	54 (88,5%)	19

* Prozentueller Anteil der tubulointerstitiellen Depots bezogen auf die Gesamtzahl der immunmorphologisch untersuchten Biopsien (n = 206).
** Prozentueller Anteil der tubulointerstitiellen Depots im Rahmen von Transplantatabstoßungsreaktionen bezogen auf die Gesamtzahl der jeweils positiven Fälle (Spalte 1).

37,1% versus 24%, C_{1q} 22,8% versus 14%, C_3 25,7% versus 20%), während die vaskulären Abstoßungen mit und ohne Transplantatglomerulitis häufiger mit tubulointerstitiellen IgM-Ablagerungen assoziiert waren als die Gruppe der Biopsien mit Transplantatglomerulitis (76% versus 42,8%). Es zeigt sich ferner, daß zwischen tubulointerstitiellen Ablagerungen und linearen Ablagerungen an den peripheren Basalmembranen der Glomerula kein signifikanter Zusammenhang besteht und daß nur in einem geringen Prozentsatz aller Biopsien mit positivem tubulointerstitiellen Befund gleichzeitig lineare glomeruläre Basalmembrandepots nachweisbar waren. Nur in 2 von 6 Biopsien mit Zeichen einer nichtdestruierenden interstitiellen Nephritis konnten tubulointerstitielle IgG-, IgM- und C_{1q}-Ablagerungen identifiziert werden. Alle Komplementablagerungen im Interstitium und an tubulären Basalmembranen waren auch gleichzeitig mit Immunglobulinablagerungen an gleicher Stelle kombiniert, während umgekehrt in einigen Fällen tubulointerstitielle Immunglobulinablagerungen ohne entsprechende Komplementdepots gesehen wurden (siehe auch Tabelle 6 und 7).

B. Immunhistochemische Befunde bei morphologischen Ciclosporintoxizitätszeichen

Die tubulären Ciclosporintoxizitätszeichen sind mit keinen diagnostisch relevanten immunmorphologischen Befunden assoziiert, so daß lediglich der Arteriolopathie und Glomerulopathie eine immunmorphologische Bedeutung zukommt. Es wurden 23 Biopsien mit typischen Arteriolenveränderungen und 3 Biopsien mit thrombotischen Glomerulopathien immunhistochemisch untersucht (Tabelle 9 und 10). Es zeigt sich, daß wie bei der vaskulären Transplantatabstoßung lediglich IgM-, C_{1q}- und Fibrinablagerungen eine diagnostische Wertigkeit besitzen. In 65% der Arteriolopathien wurden IgM-Ablagerungen (Abb. 17) und in 56,5% C_{1q}-Depots in den kleinen Arterien und in den Arteriolen nachgewiesen. Von den thrombotischen Glomerulopathien wurden in sämtlichen untersuchten Fällen (n = 3) IgM-Ablagerungen im Mesangium, C_{1q}-Ablagerungen in den Arteriolen und Fibrinablagerungen in den

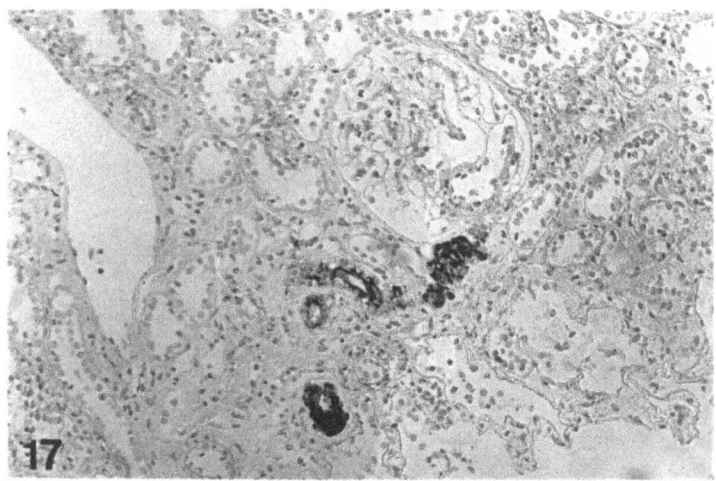

Abb. 17. Massive Ablagerungen von IgM in der Gefäßwand der Arteriolen bei ciclosporinassoziierter Arteriolopathie (indirekte Immunperoxidase × 110)

Arteriolen sowie an den Basalmembranen der Glomerula nachgewiesen. Nach Vergleich der immunhistochemischen Ergebnisse bei akuter vaskulärer Transplantatabstoßung mit der Immunmorphologie bei CSA-assoziierter Arteriolopathie ergibt sich für keine der untersuchten Substanzen ein statistisch signifikanter Unterschied.

Da eine streifenförmige interstitielle Fibrose erfahrungsgemäß häufig mit vaskulären Läsionen vergesellschaftet ist, wurden 26 Biopsien bezüglich Vorkommen und Häufigkeit von IgM-, C_{1q}- und Fibrinablagerungen in den Gefäßen bei gleichzeitig vorliegender streifiger interstitieller Fibrose untersucht (Tabelle 10). Dabei zeigt sich, daß pathologische IgM-Ablagerungen in den Arteriolen in 50% der Biopsien mit streifiger interstitieller Fibrose, pathologische C_{1q}-Ablagerungen in 46,2% und Fibrinablagerungen in 23,1% nachweisbar waren. In 5 Fällen mit positiven IgM-Depots, in 3 Fällen mit IgM- und C_{1q}-Ablagerungen und in 2 Fällen mit IgM, C_{1q} und Fibrindepots, waren histologisch keine diagnostisch verwertbaren vaskulären Läsionen zu erkennen. Daraus ergibt sich,

Tabelle 9. Immunglobulin-, Komplement- und Fibrinablagerungen bei Ciclosporin-assoziierter Arteriolopathie und thrombotischer Glomerulopathie

		Arteriolopathie (n = 23)	Thrombotische Glomerulopathie (n = 3)
IgG	m	0	1
	p	3 (13%)	1
	art	1 (4,3%)	1
IgM	m	5 (22%)	3
	p	7 (30%)	2
	art	15 (65%)	2
IgA	m	2 (8,7%)	2
	p	1 (4,3%)	1
	art	1 (4,3%)	1
C_{1q}	m	2 (8,7%)	2
	p	4 (17,4%)	1
	art	13 (56,5%)	3
C_3	m	3 (13%)	2
	p	1 (4,3%)	2
	art	2 (8,7%)	1
Fibrin(-ogen)	m	1 (4,3%)	1
	p	5 (22%)	3
	art	6 (26%)	3

m = mesangial; p = schlingenperipher; art = arteriell.

daß in etwa einem Drittel aller Fälle mit streifiger interstitieller Fibrose und positivem immunmorphologischem Gefäßbefund in der Biopsie primär keine histologisch faßbaren Gefäßveränderungen vorhanden waren. Die immunhistologische Untersuchung lieferte somit in 5 von 26 Fällen mit streifiger interstitieller Fibrose einen Zusatzbefund am Gefäßsystem (19,2%), der somit für die Diagnose von Vaskulopathien verwertbar ist. Wenn man die

Tabelle 10. Immunmorphologische Befunde an den Gefäßen bei streifiger interstitieller Fibrose (n = 26)

	CSA-Arteriolopathie	Vask. Abstoßung	Keine diagnostischen vask. Läsionen	Gesamt
IgM	3	5	5	13 (50%)
C_{1q}	4	5	3	12 (46,2%)
Fibrin	1	3	2	6 (23,1%)

histologischen Diagnosen und die immunpathologischen Gefäßläsionen zusammenfaßt, so zeigt sich, daß in insgesamt 21 von 29 Biopsien mit streifiger Fibrose ein pathologischer Gefäßbefund erhoben werden konnte (72,4%).

C. Immunhistochemische Befunde bei Glomerulonephritis im Transplantat (Tabelle 11)

Eine immunhistochemische Untersuchung wurde in 12 von 15 Fällen mit Glomerulonephritis durchgeführt. Die immunhistochemischen Befunde an den Glomerula zeigt die Tabelle 11. Sie entsprechen weitgehend den Befunden, die bei gleichen Läsionen in der nicht transplantierten Niere zu erheben sind. In den insgesamt 5 Fällen mit diffusen glomerulären Veränderungen (rechte 2/3 der Tabelle) führte erst die Immunmorphologie zur Diagnose und gestattete die Differenzierung einer Glomerulonephritis von einer Transplantatglomerulitis bzw. Glomerulopathie. In einem Fall konnte durch die immunmorphologisch nachgewiesenen IgA-Depots die Rekurrenz der Grunderkrankung (IgA-mesangiale Glomerulonephritis) bestätigt werden (siehe Abb. 14). 2 der segmental fokal betonten sklerosierenden Glomerulonephritiden waren mit tubulointerstitiellen Veränderungen vergesellschaftet, wobei einmal

Ergebnisse

Tabelle 11. Immunhistochemische Befunde in Glomerula bei Glomerulonephritiden im Transplantat (n = 12)

		segm. fok. skl. GN (n=4)	segm. fok. prol. GN (n=3)	endothelio-mesang. GN (n=2)	membrano-prol. GN (n=1)	intra-membrano- GN (n=1)	IgA-mes. GN (n=1)
IgG	md*	–	–	+ –	+	–	–
IgG	pd	–	–	+ –	+	–	–
IgG	ms	–	– +	– –	+	–	–
IgG	ps	–	+ +	– –	+	–	–
IgM	md	– –	+ –	– +	+	–	–
IgM	pd	– –	– –	– –	+	–	–
IgM	ms	+ + –	+ – +	– –	–	– +	–
IgM	ps	+ + –	– – +	+ +	–	–	–

Immunhistochemische Ergebnisse

IgA	md	+	–	–	–	–	–	–	–	–	–	–	+	–	–	–	–	+
IgA	pd	–	–	–	–	–	–	–	–	–	+	–	–	–	–	–	–
IgA	ms	–	–	+	–	–	–	+	+	–	–	+	+	–	–	–	+
IgA	ps	–	–	+	–	–	–	–	–	–	–	+	+	–	–	–	–
C_{1q}	md	–	–	–	–	–	–	–	–	+	–	–	–	–	–	–	+
C_{1q}	pd	–	–	–	–	–	–	–	+	–	–	–	–	–	–	–	+
C_{1q}	ms	–	–	+	–	–	–	+	–	–	–	+	–	–	–	–	–
C_{1q}	ps	–	–	–	–	+	–	–	–	–	–	–	–	–	–	+	–
C_3	md	–	–	–	–	–	–	–	+	–	–	–	+	–	–	–	+
C_3	pd	–	–	+	–	–	–	+	–	–	–	–	–	–	–	–	–
C_3	ms	–	–	–	–	–	–	–	–	–	–	+	+	–	–	+	+
C_3	ps	–	–	–	–	–	–	+	+	–	–	–	–	–	–	+	+
Fibrin	md	–	–	–	–	–	–	–	–	–	–	–	–	–	–	–	–
Fibrin	pd	–	–	–	–	–	–	–	–	–	–	–	–	–	–	–	–
Fibrin	ms	–	–	–	–	–	–	–	–	–	–	–	–	–	–	–	–
Fibrin	ps	–	–	–	–	–	–	–	–	–	–	–	–	–	–	–	–

* Bezeichnungen siehe Erläuterungen in Tabelle 6. GN = Glomerulonephritis.

eine interstitielle Transplantatabstoßung und einmal eine interstitielle Nephritis als Zusatzdiagnose gestellt wurde. In diesen Fällen waren auch interstitielle IgM-Ablagerungen nachweisbar, die teils fleckförmig granulär im Interstitium oder entlang der tubulären Basalmembranen zu sehen waren. In dem einen Fall einer rekurrenten intramembranösen Glomerulonephritis wurde neben glomerulären C_3-Depots, C_3-Ablagerungen auch in tubulären Basalmembranen und Gefäßen gesehen. Die beiden Glomerulonephritis-Fälle mit der Zusatzdiagnose einer vaskulären Transplantatabstoßung wurden wegen des geringen verfügbaren Materials immunmorphologisch nicht untersucht.

III. Virologische Untersuchungsergebnisse

Morphologisch-virologische Untersuchungen wurden an insgesamt 288 Biopsien durchgeführt. In 195 Biopsien (67,7%) konnten mit den verwendeten Methoden Cytomegalievirus (CMV) und/oder Herpes-simplex Virus (HSV) infizierte Zellen nachgewiesen werden, wobei 125 positive Fälle in der Ciclosporingruppe (62,5%) und 70 Fälle in der konventionell behandelten Gruppe zu verzeichnen waren (79,5%).

A. Immunhistochemische Ergebnisse mit Antikörpern gegen HSV-Antigene

Mit polyklonalen Antikörpern gegen Herpes-simplex Virus (HSV)-Antigene konnten in 135 von 288 Biopsien (47%) HSV-infizierte Zellen nachgewiesen werden und zwar HSV_1-Antigen gleich häufig wie HSV_2-Antigen (jeweils 87 Biopsien = 30,2%), wobei 56 Fälle der Ciclosporingruppe und 31 Fälle der konventionell immunsupprimierten Gruppe ein positives Ergebnis mit HSV_1-Antigen und 58 Biopsien der Ciclosporingruppe, sowie 29 Biopsien der konventionell behandelten Gruppe ein positives Ergebnis mit HSV_2-Antigen lieferten. Die HSV-Antigene wurden zum überwiegenden Teil in den Epithelzellen des proximalen Tubulusapparates gesehen, wobei in fokaler Verteilung vorwiegend das Zytoplasma der Tubulusepithelzellen eine positive Reaktion ergab (Abb. 18 a). HSV_1-Antigen wurde in 19 Fällen zusätzlich in Zellen des Interstitiums, in 5 Biopsien in glomerulären Mesangiumzellen und in nur einem Fall in vaskulären Endothelzellen nachgewiesen. HSV_2-Antigen fand sich in interstitiellen Zellen in 33 Fällen und im Mesangium der Glomerula in 7 Biopsien. Vaskuläre Endothelzellen ergaben in keinem der Fälle eine positive Reaktion mit HSV_2-Antigen.

Die als Positivkontrollen verwendeten Lungengewebsstücke und Mucosastücke zeigten eine stark ausgeprägte intranukleäre und zytoplasmatische Braunfärbung innerhalb von Alveolarmakrophagen und interstitiellen Fibroblasten (Abb. 18 b), bzw. in einzelnen Plattenepithelzellen. Die mit normalem Kaninchenserum behandelten Schnitte waren durchwegs negativ.

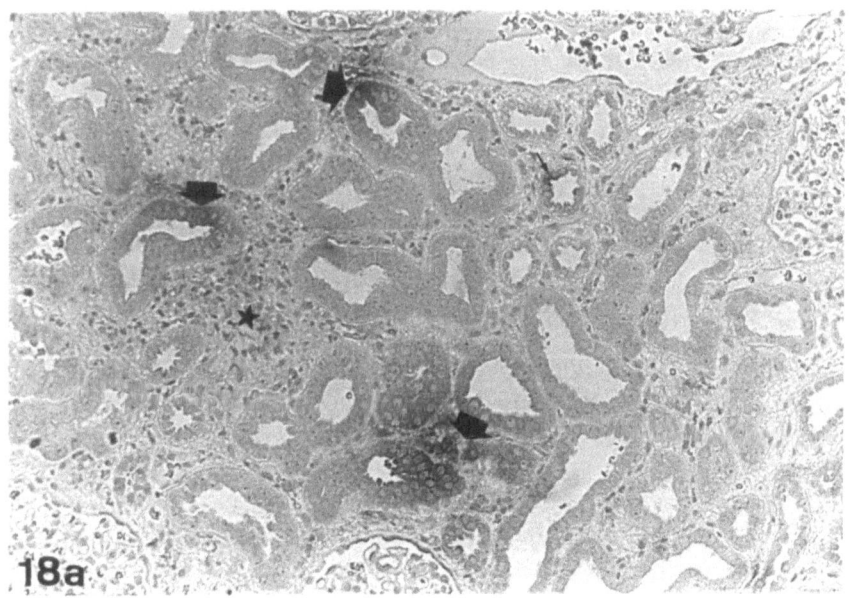

Abb. 18 a. Herpes-simplex-virus Typ 1-Antigen im Zytoplasma von proximalen und einzelnen distalen Tubulusepithelzellen (Pfeile). Im Interstitium finden sich herdförmige mononukleäre Zellinfiltrate (*, indirekte Immunperoxidase × 140)

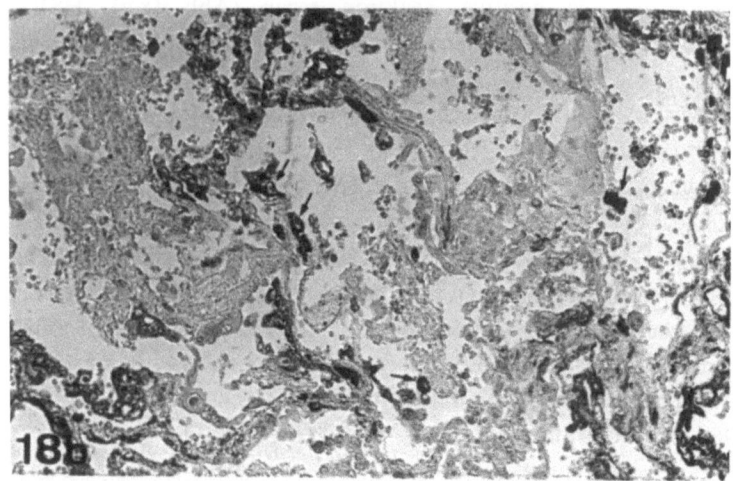

Abb. 18 b. Herpesvirus-Pneumonie als Positivkontrolle für die Immunperoxidasereaktion: Die dunkel gefärbten Zellen (Pfeile) enthalten Herpessimplex-Typ 1-Antigen. In einzelnen Zellen lassen sich auch intranukleäre Einschlußkörper erkennen (Immunperoxidase × 110)

B. Ergebnisse nach der in situ-Hybridisierung mit CMV-DNA-Proben

Mit Hilfe der In-situ-Hybridisierung konnte in insgesamt 134 Biopsien CMV-DNA im Nierengewebe lokalisiert werden (46,5%) und zwar in 81 Biopsien der ciclosporinbehandelten Gruppe (40,5%) und in 53 Biopsien der Patienten unter konventioneller Immunosuppression (60,2%). Die Differenz zwischen CSA- und konventionell behandelten Fällen ist statistisch signifikant ($p \leq 0{,}05$). In den positiven Fällen wurden vorwiegend die proximalen Tubulusepithelien als CMV-DNA beherbergende Zellen in der Niere identifiziert (Abb. 19 a, b). Im Interstitium wurde CMV in 12 Fällen und in glomerulären Mesangium- und Epithelzellen in 6 Fällen nachgewiesen. In arteriellen Endothelzellen war CMV nur in 4 Biopsien nachweisbar. In keinem der Fälle mit positivem Ergebnis nach der In-situ-Hybridisierung konnten typische lichtmikroskopi-

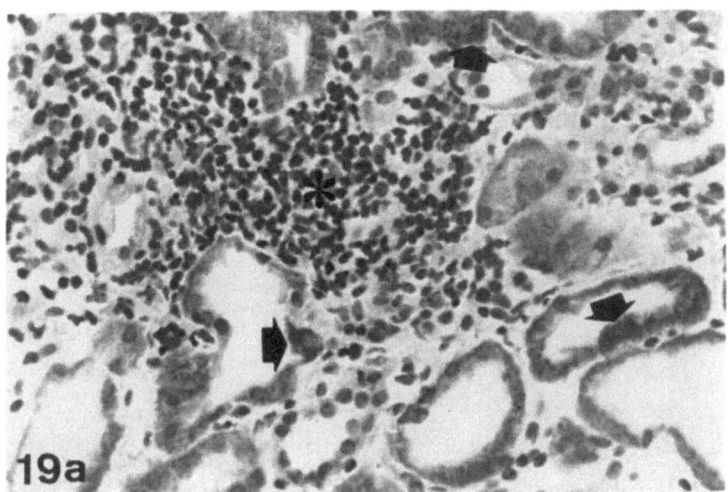

Abb. 19a. Zytomegalievirus DNA im Zytoplasma und im Kern einzelner proximaler Tubulusepithelzellen (Pfeile). In der Nachbarschaft findet sich ein dichtes interstitielles lymphohistiozytäres Infiltrat (*, in situ-Hybridisierung × 270)

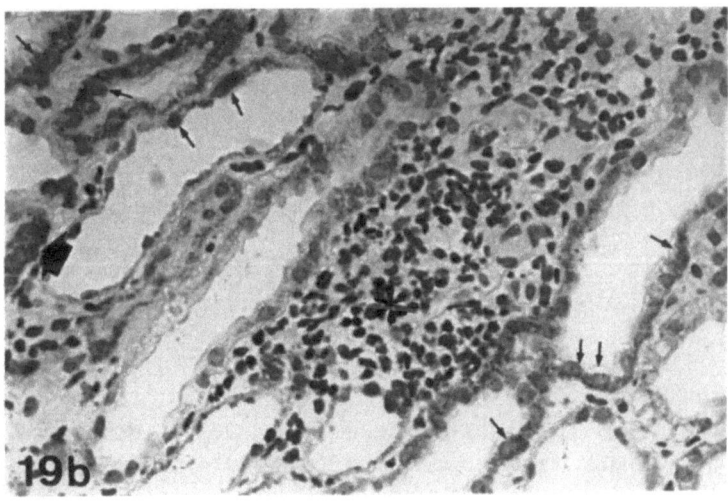

Abb. 19b. Zytomegalievirus-infizierte Tubuluszellen (Pfeile) in einer Nierentransplantatbiopsie. Das Interstitium zeigt herdförmige lymphohistiozytäre Infiltrate (*), die nur partiell das Tubulusepithel infiltriert haben (in situ-Hybridisierung × 270)

sche Veränderungen im Sinne von charakteristischen intranukleären Einschlußkörpern nachgewiesen werden. Nach nochmaliger Durchsicht der Hämatoxylin-Eosin Schnitte zeigte sich, daß in den CMV-positiven Biopsien einzelne Tubulusepithelien vergrößer-

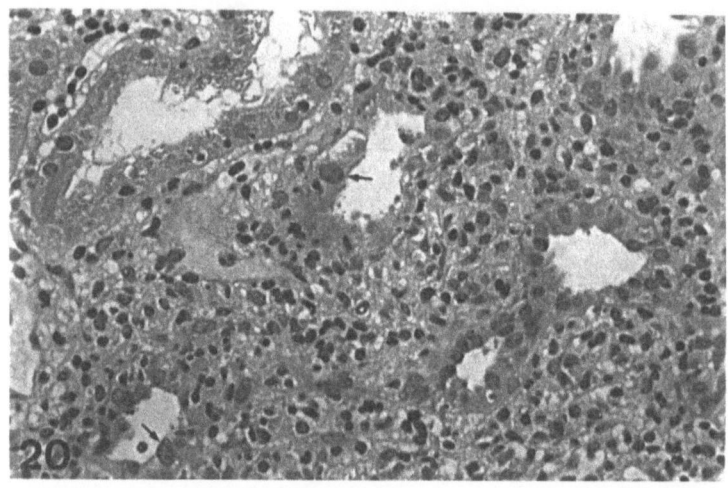

Abb. 20. Transplantatbiopsie mit Zeichen einer akuten interstitiellen Transplantatabstoßung: In den Tubuli finden sich vergrößerte Zellen mit gering dysmorphen hyperchromatischen Zellkernen (Pfeile), die jedoch keine typischen CMV-assoziierten Einschlußkörper erkennen lassen (HE × 270)

te hyperchromatische und manchmal gering deformierte Kerne aufwiesen, die mit tubulointerstitiellen Infiltraten vergesellschaftet waren (Abb. 20). Diese Veränderungen waren jedoch primär für die Diagnose einer CMV-Infektion nicht ausreichend.

Die CMV-DNA-Proben ergaben keine positive Reaktion an HSV_1- oder HSV_2-infizierten Lungen- und Mundschleimhautstücken, sowie an EBV-infiziertem Lymphknotenparenchym. Ebenso waren die Lungengewebsstücke mit Adenovirusinduzierter Pneumonitis negativ. Die positiven Kontrollschnitte mit typischen CMV-assoziierten intranukleären Einschlüssen zeigten eine starke

Anfärbbarkeit der Kerne, sowie eine unterschiedlich stark ausgeprägte granuläre zytoplasmatische Reaktion nach Verwendung von CMV-DNA-Proben (Abb. 21), aber eine negative Reaktion nach Hybridisierung mit EBV-Proben.

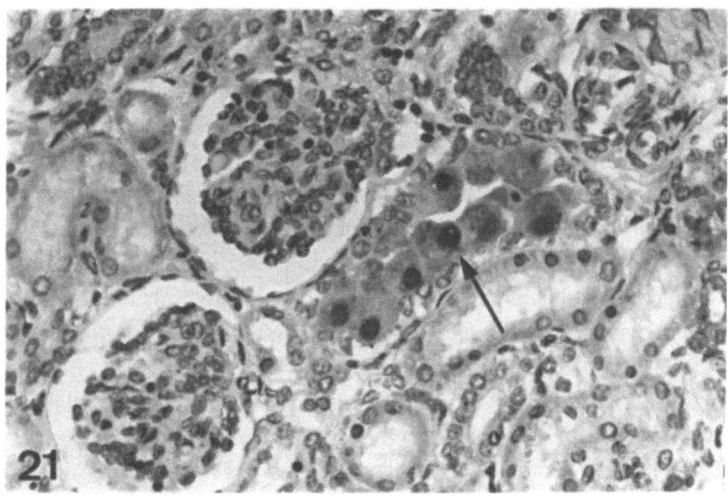

Abb. 21. Positivkontrolle: Die Niere eines kongenital Zytomegalievirusinfizierten Kindes mit typischen CMV-assoziierten Einschlußkörpern („Eulenaugen") im proximalen Tubulusepithel (Pfeil), die nach der In situ-Hybridisierung mit CMV-DNA-Proben eine stark positive Reaktion erkennen lassen. Ferner sieht man im Zytoplasma eine feingranuläre Anfärbung entsprechend CMV-Genomen oder Transkriptionsprodukten (in situ-Hybridisierung × 270)

C. Kombiniertes Auftreten CMV- und HSV-infizierten Zellen

CMV-befallene Tubuluszellen waren in 40 Biopsien mit HSV_1-Antigen positiven Zellen, in 54 Fällen mit HSV_2-positiven und 20mal sowohl mit HSV_1- als auch mit HSV_2-positiven Zellen vergesellschaftet. Cytomegalievirus-infizierte Zellen ohne gleichzeitige Herpesinfektion wurden in 60 Biopsien identifiziert.

D. Beziehung zwischen virusinfizierten Zellen und morphologischen Veränderungen in Transplantatbiopsien (Tabelle 12)

Die Anzahl jener Fälle mit spezifischen lichtmikroskopischen Veränderungen, die auf das Vorhandensein von virusinfizierten Zellen geprüft wurden, sind neben der Benennung der entsprechenden Läsionen in Tabelle 12 in Klammer gesetzt. Es sollen hier nur die signifikanten und häufigen Befunde hervorgehoben werden. Virusinfizierte Zellen im Transplantat waren häufig mit akuter interstitieller Transplantatabstoßung kombiniert: CMV-DNA alleine ohne Hinweise für eine HSV-Infektion konnte in 45,3% der Biopsien mit akuten interstitiellen Abstoßungszeichen nachgewiesen werden. 59,4% der akuten interstitiellen Abstoßungen waren mit CMV und/oder HSV-befallenen Zellen kombiniert, während HSV-Antigene alleine vorwiegend in Biopsien mit vaskulären Transplantatabstoßungsreaktionen zu verzeichnen waren (54,2%). Die Beziehung zwischen akuter interstitieller Transplantatabstoßung und virusbefallenen Zellen im Nierengewebe ist statistisch signifikant ($p \leq 0,05$). In einem hohen Prozentsatz waren auch die chronischen Abstoßungsformen mit Virusinfekten kombiniert (70%). In der Gruppe der Biopsien mit Transplantatglomerulitiden und der Glomerulonephritiden fanden sich CMV- und/oder HSV-infizierte Tubuluszellen zwar in über 50% der Fälle, HSV-Antigene und/oder CMV-DNA in glomerulären Zellen konnten jedoch nur in 16 Fällen nachgewiesen werden. Davon zeigten lediglich 5 Biopsien auch lichtmikroskopisch definierbare glomeruläre Läsionen, wobei 3mal eine Transplantatglomerulitis, einmal eine Transplantatglomerulopathie und einmal eine segmental fokal betonte proliferative Glomerulonephritis diagnostiziert wurde. Die Beziehung zwischen virusinfizierten Zellen im Transplantat und glomerulären Läsionen (Transplantatglomerulitis, Transplantatglomerulopathie oder Glomerulonephritis im Transplantat) ist somit statistisch nicht signifikant. Hingegen waren in sämtlichen Fällen mit morphologischen Veränderungen im Sinne einer tubulointerstitiellen nichtdestruierenden Nephritis (n = 6) virusinfizierte Zellen nachweisbar, und zwar 6mal CMV-, 4mal HSV_1-, und 6mal HSV_2-befallene Zellen (siehe auch Abb. 19 b).

Tabelle 12. Beziehung zwischen virusinfizierten Zellen und morphologischen Veränderungen in Nierentransplantatbiopsien

	CMV (n = 134)	HSV I und/oder II (n = 135)	HSV I und/oder II und/oder CMV (n = 195)
Akute int. Transpl. Abst. (n = 106)	48 (45,3%)	24 (22,6%)	63 (59,4%)
Akute vask. Transpl. Abst. (n = 59)	28 (47,4%)	32 (54,2%)	28 (47,4%)
Chron. int. Transpl. Abst. (n = 8)	2 (25%)	6 (75%)	6 (75%)
Chron. vask. Transpl. Abst. (n = 26)	19 (73%)	15 (57,7%)	19 (73%)
Transpl. Glomerulitis (n = 37)	13 (35%)	16 (43,2%)	22 (59,4%)
Transpl. Glomerulopathie (n = 31)	13 (42%)	16 (51,6%)	22 (71%)
Int. nicht destr. Nephritis (n = 6)	6 (100%)	4 (66,6%)	6 (100%)
Glomerulonephritis (n = 13)	6 (46,2%)	7 (53,8%)	9 (69,2%)
Perikap. granulomatöse Reaktion (n = 57)	34 (59,6%)	33 (57,9%)	50 (87,7%)

Die perikapilläre granulomatöse Reaktion

Sowohl im Rahmen von interstitiellen als auch bei vaskulären Transplantatabstoßungen konnte in insgesamt 62 von 327 beurteilbaren Biopsien (19%, 37mal in der CSA-Gruppe = 17,5%, 25mal in der konventionell immunsupprimierten Gruppe = 21,7%) eine interstitielle Gewebsläsion beobachtet werden, die meist im Bereich von dilatierten peritubulären Kapillaren oder kleinen Venen lokalisiert war. Es handelt sich um eine entzündliche granulomartige Reaktion, die manchmal an die interstitiellen Veränderungen bei Wegenerscher Granulomatose erinnert (Abb. 22 a, b). Im ödematös und fibrös verbreitertem Interstitium finden sich dichte fokale perikapilläre Lymphozytenaggregate, welchen zahlreiche Makrophagen beigemengt sind. Die Makrophagen zeigen oft die Form von Epitheloidzellen. Diese epitheloiden Zellen sind manchmal radiär zu dem im Zentrum der Läsion befindlichen Gefäß angeordnet. Die umgebenden Tubuli sind erhalten und meist nicht oder nur geringfügig in die Läsion mit einbezogen. Neben dem perikapillären Ödem fand sich in mehreren Fällen auch eine vom Zentrum in die Peripherie der Veränderung zunehmende kollagene Faservermehrung. Die perikapilläre granulomatöse Reaktion war 50mal mit CMV- und/oder HSV-infizierten Zellen vergesellschaftet. Das entspricht einer Häufigkeit von 77% der Biopsien mit granulomatöser Reaktion. Es besteht somit ein statistisch signifikanter Zusammenhang zwischen granulomatöser Reaktion und Virusinfektion im Transplantatgewebe ($p \leq 0,05$) mit geringer Sensitivität (25,6% aller Biopsien mit virusinfizierten Zellen) aber hoher Spezifität (92,5% = Häufigkeit von Biopsien ohne granulomatöse Reaktion und negativem virologischen Befund bezogen auf die Zahl der Biopsien mit granulomatöser Reaktion und negativem virologischen Befund). Andere Ursachen einer Granulombildung wie bakterielle Infekte und Antibiotika konnten von klinischer Seite und anamnestisch ausgeschlossen werden.

Betrachtet man die einzelnen Virusgruppen separat, so war die granulomatöse Reaktion 34mal mit CMV-DNA-positiven Zellen (= 59,6% aller Biopsien mit granulomartigen Veränderungen, an welchen die virologischen Untersuchungen durchgeführt wurden),

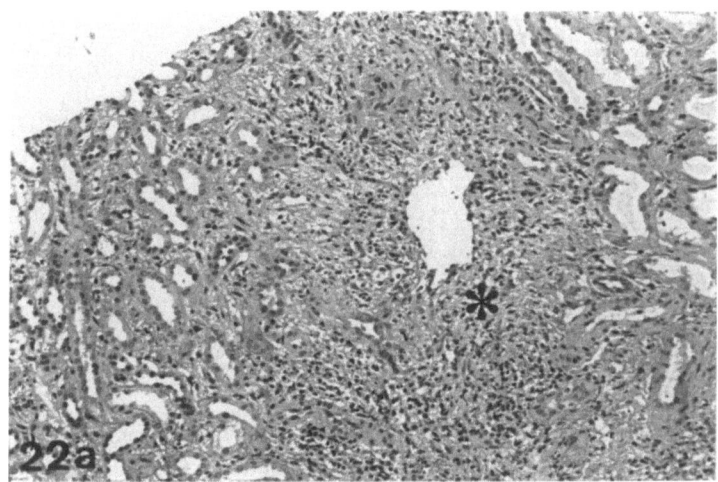

Abb. 22 a. Nierentransplantatbiopsie mit einem interstitiellen perikapillären entzündlichen Infiltrat von angedeutet granulomatösem Charakter (*). Das zelluläre Infiltrat besteht aus Lymphozyten, histiozytären Zellelementen und Fibroblasten. In der Nachbarschaft findet sich eine geringe interstitielle Fibrose (HE × 110)

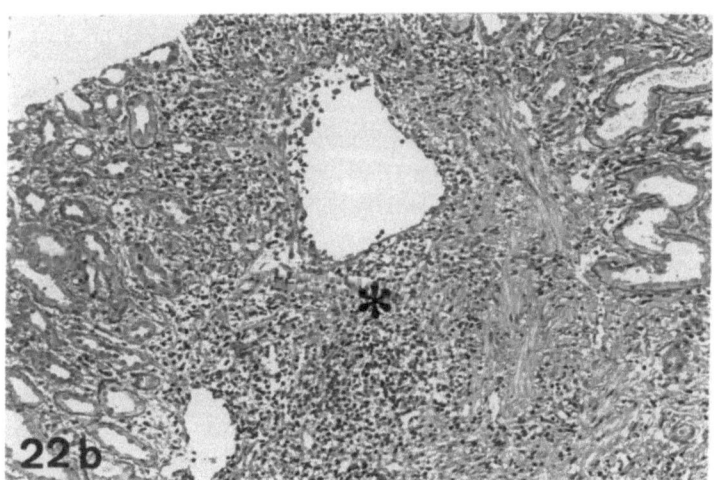

Abb. 22 b. Nierentransplantatbiopsie mit schütteren diffusen und herdförmig dichten perivaskulären Infiltraten von angedeutet granulomatösen Charakter (*, HE × 110). Beide Biopsien (Abb. 22a, b) ergaben einen positiven Befund nach in situ-Hybridisierung mit CMV-DNA-Proben

17mal mit HSV$_1$-Antigen-positiven (30%) und 27mal mit HSV$_2$-Antigen-positiven Zellen (47,4%) vergesellschaftet. Ein statistisch signifikanter Zusammenhang ergab sich demnach nur für CMV und HSV$_2$-positiven Biopsien (p ≤ 0,05). Das entspricht einer Sensitivität von 25,6% für CMV-positive und von 31% für HSV$_2$-positive Biopsien. Die Spezifität beträgt 75,3% für CMV-positive und 67,7% für HSV$_2$-positive Fälle.

Beziehung zwischen granulomatöser Reaktion und morphologischen Formen der Abstoßungsreaktion

Die granulomatöse Reaktion war in 59 von 62 Biopsien (95%) von einer Transplantatabstoßungsreaktion begleitet. In 50 dieser Fälle waren akute Abstoßungszeichen zu sehen und zwar 35mal (56,5%) akute interstitielle und 15mal (24,2%) akute vaskuläre Verwerfungsreaktionen. In nur 9 Biopsien waren die granulomartigen Veränderungen mit chronischen Abstoßungsreaktionen kombiniert (14,5%). In 25 von den 35 Biopsien mit interstitiellen Abstoßungszeichen und granulomatöser Reaktion lag auch ein Virusinfekt (CMV und/oder HSV) im Transplantatgewebe vor (71,4%).

E. Beziehung zwischen Immunglobulin- und Komplementablagerungen im Glomerulum und Virusinfekt im Transplantatgewebe (Tabelle 13)

Es wurden insgesamt 113 Fälle mit positivem virologischen Befund auch hinsichtlich Immunglobulin- und Komplementablagerungen untersucht. Um zu sehen, ob zwischen Virusinfekten im Transplantat und glomerulären Immunglobulin- und Komplementdepots ein Zusammenhang besteht, wurden die Fälle mit immunmorphologisch-positivem Glomerulumbefund und gleichzeitigem Virusinfekt (CMV und/oder HSV) den Biopsien mit glomerulären Ablagerungen aber negativen virologischen Untersuchungsergebnissen gegenübergestellt (Tabelle 13). Dabei zeigt sich, daß glomeruläre Immunglobulin- und/oder Komplementablagerungen häufiger in CMV- und/oder HSV-positiven Biopsien als in den virologisch

Tabelle 13. Beziehung zwischen Virusinfekt im Transplantat und Immunglobulin- und Komplementablagerungen in den Glomerula

	CMV- und/oder HSV positiv (n = 113)		CMV- und HSV-negativ (n = 93)
	*	**	*
IgG (n = 38)	(60,5%)	23 (20,4%)	15 (16,1%)
IgM (n = 89)	(64%)	57 (50,4%)	32 (34,4%)
IgA (n = 24)	(70,8%)	17 (15%)	7 (7,5%)
C_{1q} (n = 64)	(62,5%)	40 (35,4%)	24 (25,8%)
C_3 (n = 31)	(67,7%)	21 (18,6%)	10 (10,7%)

* Prozentueller Anteil der CMV- und/oder HSV-positiven Biopsien bezogen auf die Gesamtanzahl der Biopsien mit glomerulären Immunglobulin- oder Komplementablagerungen.

** Prozentueller Anteil der Biopsien mit glomerulären Immunglobulin- oder Komplementablagerungen bezogen auf die Gesamtanzahl der CMV- und/oder HSV-positiven Biopsien (= Sensitivität).

negativen zu sehen waren. Eine statistisch signifikante Korrelation ergibt sich jedoch lediglich zwischen glomerulären IgM-Depots und Virusbefall, wobei in mehr als 50% der Biopsien mit virusinfizierten Zellen segmentale und vorwiegend mesangiale IgM-Ablagerungen nachweisbar waren (Abb. 23, p ⩽ 0,05). Die Spezifität dieser Beziehung ist allerdings gering (65,6%). Bezüglich IgG-, IgA-, C_{1q}- und C_3-Ablagerungen ergab sich keine signifikante Korrelation. Es wurde ferner untersucht, wie häufig segmentale IgM-Ablagerungen bei gleichzeitigem Virusinfekt im Transplantat mit lichtmikroskopischen glomerulären Veränderungen einhergingen. Nur in 18 von 57 Biopsien (31,6%) mit glomerulären IgM-Ablagerungen und gleichzeitiger Virusinfektion lagen auch lichtmikroskopisch sichtbare und diagnostisch verwertbare glomeruläre Läsionen vor: In 8 Fällen wurde eine Transplantatglomerulitis, in 7 eine Transplantatglome-

Tabelle 14. Beziehung zwischen CMV- und HSV-Infektion und glomerulären IgM-Depots

Virus	IgM (n = 89)
CMV (n = 68)*	38 (56%)
HSV I (n = 52)	25 (48%)
HSV II (n = 53)	27 (51%)

* Zahlen in Klammer: Anzahl der immunmorphologisch untersuchten Biopsien mit positivem Virusbefund.

rulopathie und in 3 Biopsien eine Glomerulonephritis (segm. fokal skl.) im Transplantat diagnostiziert. In der Mehrzahl der Fälle waren die IgM-Ablagerungen ohne lichtmikroskopisch faßbare Läsionen vorhanden. Betrachtet man die Biopsien mit positivem CMV, HSV_1- und HSV_2-Befall separat, so ergibt sich bei positivem CMV-Befund eine Häufigkeit von glomerulären IgM-Depots von 56%, bei HSV_1-Infektion von 48% und bei HSV_2-Infektion von 51% (Tabelle 14). Der Zusammenhang zwischen Virusinfektion und glomerulären IgM-Ablagerungen ist allerdings nur für CMV-positive Biopsien statistisch signifikant ($p \leq 0,05$). Die Spezifität von IgM-Ablagerungen bezüglich CMV-Infekt beträgt 63%. Um die Beziehung IgM-Depots—Virusinfekt noch näher zu überprüfen, wurden die immunmorphologischen Befunde von 20 Patienten mit klinisch manifester CMV-Infektion (Gruppe A) einem Kollektiv von weiteren 20 Patienten ohne klinische manifeste CMV-Infektion (Gruppe B) gegenübergestellt. Grundbedingung war, daß lichtmikroskopisch keine diagnostisch verwertbaren glomerulären Läsionen vorhanden waren. Es zeigte sich, daß in 15 von 20 Biopsien der Patienten mit symptomatischer CMV-Infektion segmentale glomeruläre IgM-Depots vorhanden waren, während solche in nur 9 Biopsien der Gruppe B gefunden wurden. Die Differenz ist allerdings statistisch nicht signifikant. Kein Zusammenhang war

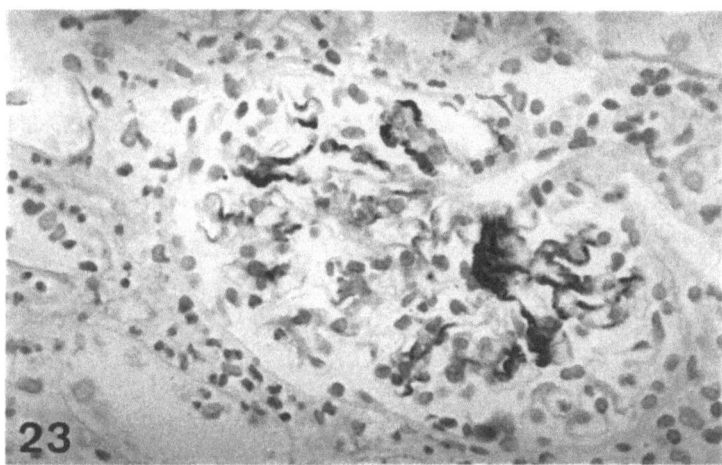

Abb. 23. Segmentale IgM-Ablagerungen im Mesangium eines Glomerulums in einer Nierentransplantatbiopsie mit interstitiellen Abstoßungsinfiltraten. Mit Hilfe der In situ-Hybridisierungstechnik wurden vereinzelt CMV-befallene Tubuluszellen nachgewiesen (indirekte Immunperoxidase × 270)

zwischen tubulointerstitiellen Immunglobulin und Komplementablagerungen, sowie morphologisch oder klinisch verifizierter Virusinfektion ersichtlich.

F. Beziehung zwischen glomerulären IgM-Depots, perikapillärer granulomatöser Reaktion und morphologisch diagnostiziertem Virusinfekt (CMV und/oder HSV)

Von den insgesamt 40 immunmorphologisch untersuchten Biopsien mit perikapillärer granulomatöser Reaktion waren lediglich in 14 Fällen glomeruläre IgM-Depots nachweisbar (35%). Von diesen waren in 12 Fällen auch CMV- und/oder HSV-positive Zellen vorhanden. CMV konnte nur in 6 Biopsien mit granulomatöser Reaktion und glomerulären IgM-Depots nachgewiesen werden. Die Beziehung zwischen granulomatöser Reaktion, glomerulären IgM-Depots und Virusinfekt im Transplantatgewebe soll durch die

Abbildung 24 veranschaulicht werden. Daraus ist ersichtlich, daß glomeruläre IgM-Ablagerungen und die granulomatöse Reaktion, beides Phänomene die mit einer CMV- und/oder HSV-Infektion im Transplantat in einem statistisch signifikanten Zusammenhang

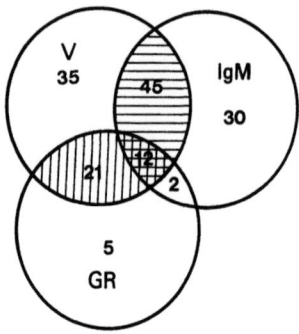

Abb. 24. Beziehung zwischen virusinfizierten Zellen im Transplantat, segmentalen IgM-Ablagerungen in den Glomerula und interstitieller granulomatöser Reaktion: Von 113 immunmorphologisch untersuchten Transplantatbiopsien mit positivem Virusbefund waren in 57 Fällen segmentale glomeruläre IgM-Ablagerungen nachweisbar (oberes schraffiertes Feld). Von den 40 immunmorphologisch untersuchten Biopsien mit interstitieller granulomatöser Reaktion, waren in 33 Fällen auch virusinfizierte Zellen nachweisbar (unteres schraffiertes Feld). Segmentale glomeruläre IgM-Ablagerungen, interstitielle granulomatöse Infiltrate und virusinfizierte Zellen waren jedoch nur in 12 Biopsien gemeinsam anzutreffen (kleines mittleres Feld)

stehen, nur in 12 Fällen (10,6% aller immunmorphologisch untersuchten Biopsien mit positivem Virusbefund) gemeinsam anzutreffen waren. Beide Veränderungen gemeinsam haben jedoch eine relativ hohe Sensitivität bezüglich CMV- und/oder HSV-Infekten im Transplantat (78 von 113 immunmorphologisch untersuchten Biopsien mit positivem Virusbefund = 69%). Nur in 35 Fällen mit positivem virologischem Ergebnis (31%) ließen sich weder granulomatöse Reaktionen noch glomeruläre IgM-Ablagerungen in der Biopsie nachweisen.

IV. Elektronenmikroskopie

Von den 327 lichtmikroskopisch beurteilbaren Biopsien wurde bei 101 Fällen auch eine elektronenmikroskopische Untersuchung durchgeführt. Die elektronenoptischen Befunde deckten sich in 60 Fällen vollständig mit den lichtmikroskopischen Diagnosen. In insgesamt 41 Fällen konnten mit Hilfe der Elektronenmikroskopie klinisch und pathologisch relevante Zusatzbefunde erhoben werden (41%).

A. Klassische Abstoßungsreaktionen

Eine akute vaskuläre Transplantatabstoßung wurde elektronenoptisch 2mal diagnostiziert. Als typische Läsion konnten Schwellungen und/oder degenerative Veränderungen der Endothelzellen der arteriellen Gefäße, sowie eine Anlagerung von Lymphoblasten an die Endothelzellmembran oder eine Infiltration des subendothelialen Raumes mit mononukleären Zellen beobachtet werden. Eine Transplantatglomerulitis oder eine Transplantatglomerulopathie wurde in je 9 Biopsien als Zusatzbefund elektronenoptisch verifiziert (Abb. 25 a, b, c). Die Transplantatglomerulitis war elektronenmikroskopisch durch ein vermehrtes Auftreten von mononukleären Zellen in den Kapillarschlingenlumina gekennzeichnet, wobei Lymphoblasten und Monozyten zwischen den stark proliferierten Endothelzellen und unterhalb von degenerativ veränderten Endothelien zwischen Zytoplasma und glomerulärer Basalmembran zu sehen waren. Die Diagnose einer Transplantatglomerulopathie wurde bei mild ausgeprägten Formen anhand der lichtmikroskopisch manchmal nur schwer erkennbaren Verbreiterung der Lamina rare interna gestellt (Abb. 25 c). Ferner fand sich eine Verbreiterung und Sklerose (Vermehrung der Matrixsubstanz) des Mesangiums.

Milde Formen einer akuten interstitiellen Transplantatabstoßung wurden in 6 Biopsien elektronenoptisch diagnostiziert (Abb. 26). Das diagnostische Kriterium bei der akuten interstitiellen Transplantatabstoßung war die „Tubulitis", wobei Lymphoblasten

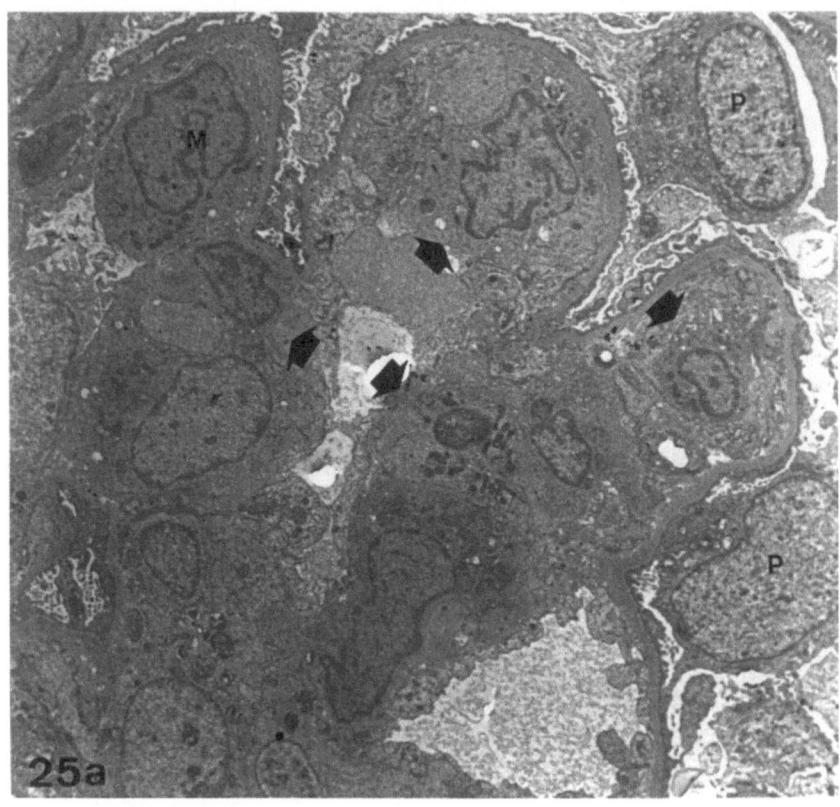

Abb. 25 a. Ultrastrukturelle Veränderungen bei Transplantatglomerulitis: Die Kapillarschlingenlumina des Glomerulums sowie die mesangialen Felder sind massiv von mononukleären Zellen infiltriert (Pfeile). Die Schlingenlumina sind durch vergrößerte und proliferierte Endothelien, sowie durch mononukleäre Zellen fast vollständig verschlossen. Immundepots sind nicht nachweisbar. *M* Monozyt, *P* Podozyt (Vergr.: × 2900)

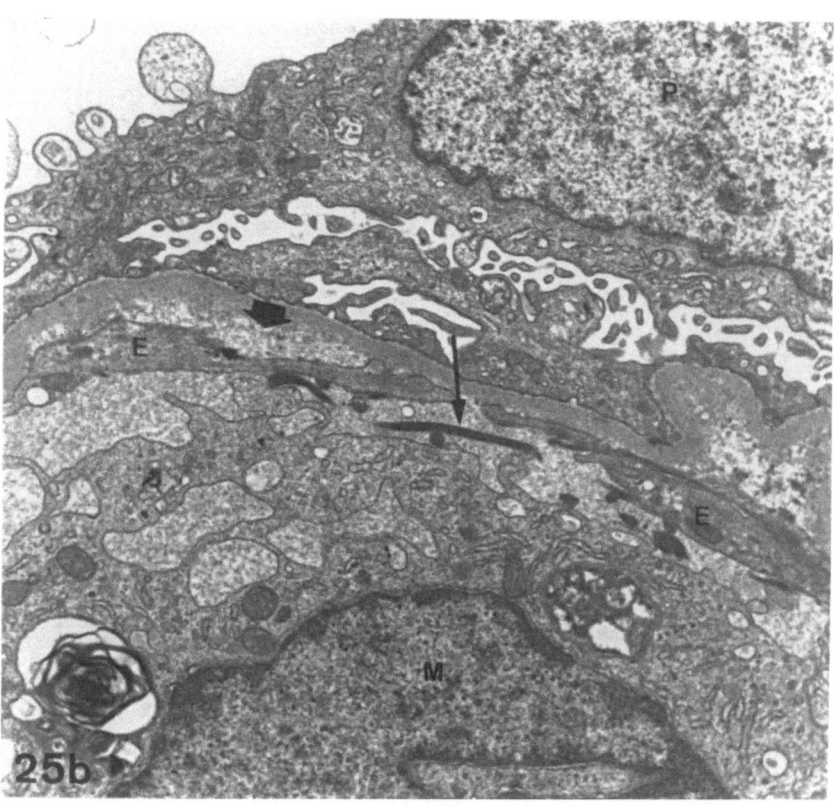

Abb. 25 b. Ultrastrukturelle Veränderungen bei Transplantatglomerulitis: Anlagerung einer monozytären Zelle (*M*) an die Endothelzelloberfläche. An der Endothelzelloberfläche, sowie im subendothelialen Raum finden sich Fibrinabscheidungen (dünner Pfeil). Die Lamina rara interna ist herdförmig verbreitert (dicker Pfeil). Die podozytären Fußfortsätze sind verplumpt, bzw. retrahiert. *E* Zytoplasmafortsätze der Endothelzellen *P* Podozyt (Vergr.: × 11 000)

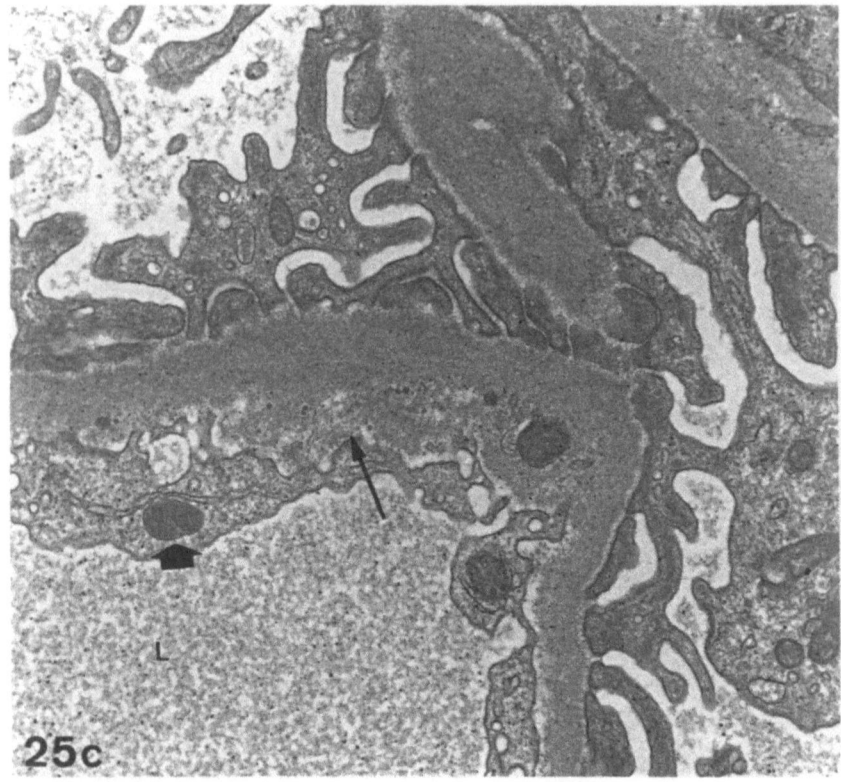

Abb. 25 c. Ultrastrukturelle Veränderungen bei milder Transplantatglomerulopathie: Die Lamina rara interna der glomerulären Basalmembran ist herdförmig verbreitert und enthält fibrilläres Material (dünner Pfeil). Immundepots sind nicht nachweisbar. Die podozytären Fußfortsätze sind verplumpt. Dicker Pfeil = multivesikuläres Körperchen im Zytoplasma einer Endothelzelle, *L* Kapillarschlingenlumen (Vergr.: × 20 000)

zwischen proximalen Tubulusepithelzellen oder an der Basis der Epithelzellen zwischen Zytoplasma und tubulärer Basalmembran zu sehen waren. Bei den chronischen Transplantatabstoßungen brachte die elektronenmikroskopische Untersuchung keine Zusatzinformation.

Elektronenmikroskopie 69

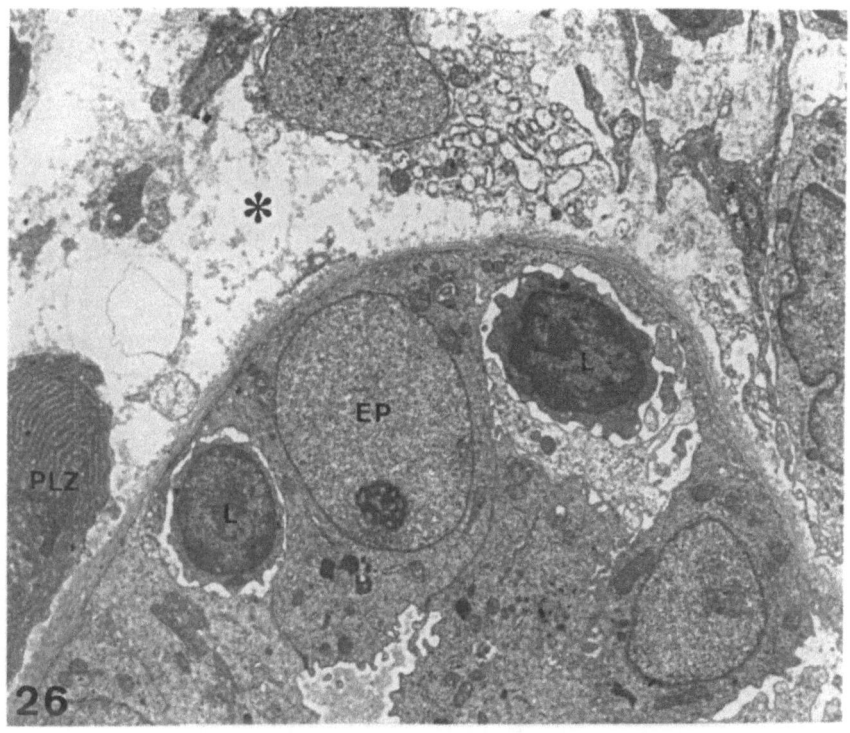

Abb. 26. Ultrastrukturelle Veränderungen bei akuter interstitieller Transplantatabstoßung: Das Interstitium (*) ist stark ödematös aufgelockert und enthält mononukleäre Zellen. Lymphozyten (*L*) infiltrieren das Tubulusepithel (*EP*) als Ausdruck einer „Tubulitis". *PLZ* Anteil einer Plasmazelle (Vergr.: × 5500)

B. Morphologische Zeichen der Ciclosporintoxizität

Ciclosporintoxizitätszeichen wurden insgesamt 4mal elektronenmikroskopisch diagnostiziert. In einem Fall fand sich eine isometrische Vakuolisierung des proximalen Tubulusepithels, in einem weiteren eine thrombotische Glomerulopathie und in 2 Biopsien konnte elektronenoptisch eine Kongestion der peritubulären Kapillaren beobachtet werden.

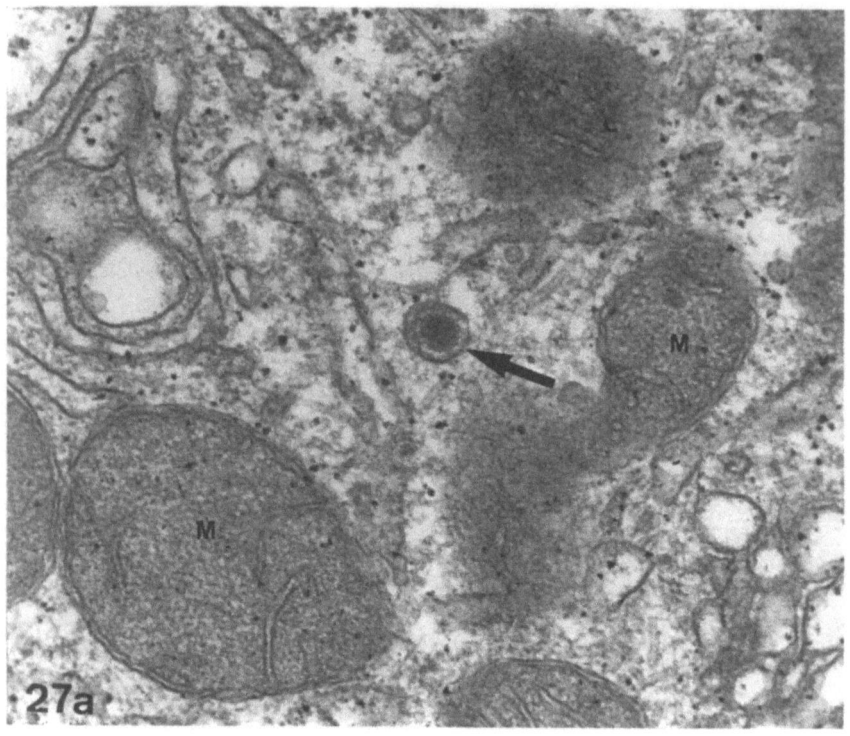

Abb. 27 a und b. Zytomegalievirionen im Zytoplasma von proximalen Tubulusepithelzellen (Pfeile) *M* Mitochondrien, *K* Zellkern (Vergr.: × 62 400)

C. Virusinfekt

In 7 Fällen wurden im Elektronenmikroskop Herpesviruspartikel, die ihrer Größe und Form nach CMV-Virionen entsprachen, im Zytoplasma der proximalen Tubulusepithelzellen identifiziert (Abb. 27 a, b). Die Viruspartikel waren meist in unmittelbarer Umgebung der Kernmembran lokalisiert. Nur vereinzelt ließen sich auch Virionen innerhalb des Zellkernes nachweisen. Alle 7 Biopsien ergaben auch ein positives Ergebnis mit Hilfe der In-situ-Hybridisierungstechnik.

Elektronenmikroskopie 71

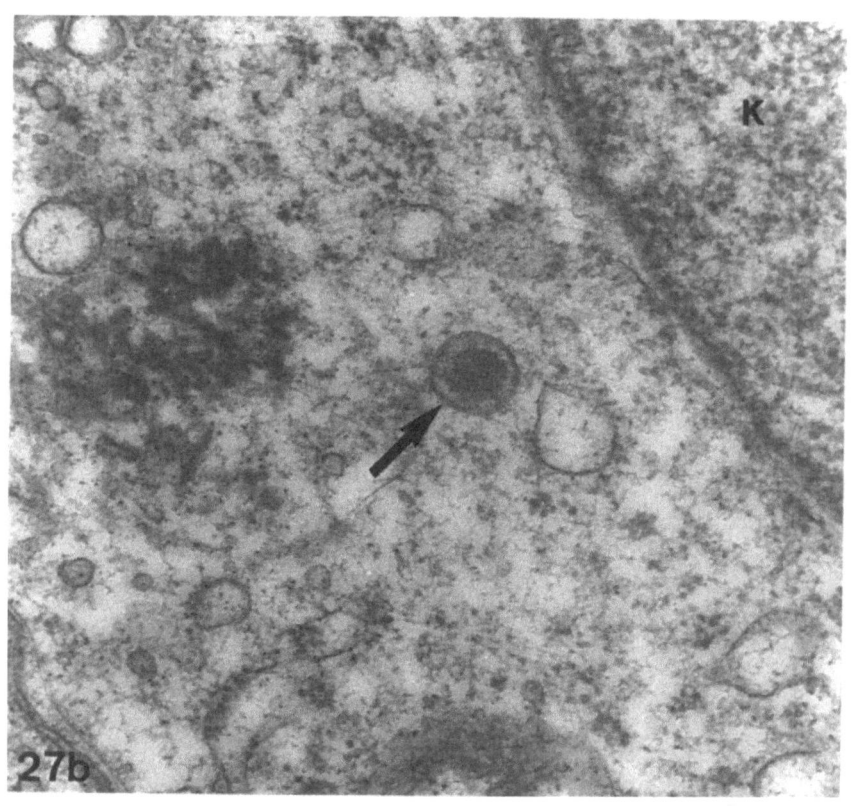

D. Glomerulonephritis im Transplantat

Eine Glomerulonephritis im Transplantat wurde 5mal mit Hilfe des Elektronenmikroskops diagnostiziert: 3mal eine endotheliomesangiale Glomerulonephritis (Poststreptokokkentyp), erkennbar durch die „Humps" an der Außenseite der Basalmembran (Abb. 12 b), einmal eine segmental fokal betonte proliferative Glomerulonephritis und einmal wurde eine IgA-Glomerulonephritis zusammen mit Berücksichtigung des immunmorphologischen Befundes als rekurrente Grunderkrankung im Transplantat bestätigt. Die endotheliomesangialen Glomerulonephritiden zeigten für die rein lichtoptische Diagnose nur unzureichende Läsionen und konnten dementsprechend erst an Hand der elektronenoptisch faßbaren Immundepots als solche identifiziert und von einer Transplantatglomerulitis abgegrenzt werden (siehe Abb. 12 b).

Diskussion

Die Auswertung von Nierentransplantatbiopsien stellt für den Nephropathologen oft ein schwieriges Problem dar, da ein großes Spektrum von Faktoren eine Transplantatdysfunktion hervorrufen und dementsprechend sich überlagernde morphologische Veränderungen im Nierengewebe verursachen kann. Neben Vorschädigungen des Spenderorgans, Arzneimittelnebenwirkungen, Infektionen, ischämische Schädigungen und rekurrente oder de novo Glomerulonephritiden sind die Transplantatabstoßungsreaktionen als häufigste Ursachen einer postoperativen Funktionsverschlechterung anzusehen. Morphologische Veränderungen, die mit einer Transplantatabstoßungsreaktion im Einklang stehen, wurden in 73,4% von 327 diagnostisch verwertbaren Nierentransplantatbiopsien unseres Materials gesehen. In mehr als 2/3 der Fälle war somit alleine oder im Zusammenwirken mit anderen Faktoren eine Abstoßungsreaktion für die Transplantatdysfunktion durchschnittlich 3 Monate nach der Transplantation verantwortlich. Die um 20,6% häufiger gestellte Diagnose einer Abstoßungsreaktion in Biopsien der ciclosporinbehandelten Patienten dürfte auf unterschiedliche klinische Indikationsstellungen zurückzuführen sein. Unter CSA-Therapie wurden Abstoßungsreaktionen offenbar häufiger biopsiert, da das klinische Bild der klassischen Transplanatabstoßungen unter CSA-Behandlung oft verschleiert wird und die klinische Abgrenzung von anderen Läsionen wie Infekten oder Medikamentennebenwirkungen schwierig ist (Klintmalm et al. 1983, Sibley et al. 1983). Die Untersuchungen von Sibley et al. (1983) zeigen anhand von 116 Transplantatbiopsien, daß die CSA-Toxizität oft mit einer signifikanten tubulointerstitiellen Entzündung vergesellschaftet ist. Frühe schwere Abstoßungskrisen prädisponieren für CSA-Toxizität (Farnsworth et al. 1983) und aus der Überlagerung der beiden Läsionen läßt sich die häufigere morphologische Diagnose einer Verwerfungsreaktion erklären, während unter konventioneller Immunsuppression die Diagnose einer Transplantatabstoßung klinisch leichter zu stellen ist und seltener einer Abklärung durch die Biopsie bedarf. French et al. (1983) zeigten, daß ein Serumkreatininspiegel über 300 µmol/l bei Transplantatempfängern fast immer Folge einer kombinierten gleichzeitigen Schädigung durch Nephrotoxizität und Abstoßung war. Obwohl statistisch nicht signifikant, wurden mild ausgeprägte Abstoßungsreaktionen bei CSA-immunsupprimierten Patienten in unserem Material scheinbar häufiger gesehen. Dieses häufigere Auftreten von schütteren und wenig aggressiven tubulointerstitiellen mononukleären Infiltraten in der CSA-behandelten Gruppe als Ausdruck einer „low-grade" Immunantwort wird auch durch die Untersuchungen von anderen Autoren bestätigt (Farnsworth et al. 1983, French et al. 1983, Klintmalm et al. 1983, Sibley et al. 1983). Der relative Anteil der morphologisch diagnostizierten vaskulären Abstoßungsreaktionen war in beiden Gruppen etwa gleich groß (32% und 27,5%), während sich in der Häufigkeit der akuten interstitiellen Verwerfungen ein signifikanter Unterschied zwischen ciclosporinbehandelten und konventionell immunsupprimierten Patienten zeigte. Die akute mononukleäre Infiltration des Interstitiums mit Invasion der Tubuli („Tubulitis") ohne vaskuläre Läsionen machte 33% aller Abstoßungsreaktionen in Biopsien der konventionell behandelten Gruppe aus, während sie in der CSA-behandelten Gruppe in 52,6% aller Abstoßungen gesehen wurde. Der signifikant höhere Anteil der Abstoßungsreaktionen in der CSA-Gruppe entfällt somit vorwiegend auf die akuten tubulointerstitiellen Verwerfungsreaktionen. Dieses Ergebnis steht mit der Annahme einer Interferenz zwischen akuter interstitiell-zellulärbedingter Immunantwort und CSA-Effekten im Einklang, wobei offenbar hauptsächlich die tubulointerstitiellen Abstoßungsreaktionen bei gleichzeitiger CSA-Therapie klinisch schwerer zu interpretieren sind und erst morphologisch bestätigt werden können, während in Frequenz und klinischer sowie morphologischer Manifestation der akuten vaskulären Verwerfungsreaktionen zwischen der konventionell behandelten Gruppe und den CSA-behandelten

Diskussion

Patienten kein signifikanter Unterschied besteht. Die Ergebnisse von Mihatsch et al. (1983) werden somit durch unsere Untersuchungen bestätigt. Die chronisch-sklerosierende Transplantatvaskulopathie wurde signifikant häufiger in Biopsien der konventionell behandelten Patienten gesehen. Dieser Umstand könnte auf eine bessere Beeinflußbarkeit von vaskulären Läsionen durch CSA als durch konventionelle Immunsuppression zurückzuführen sein, die somit weniger häufig in ein chronisches Stadium übergehen. Andererseits könnte das häufigere Auftreten von chronisch-vaskulären Läsionen in der konventionell behandelten Gruppe durch die längere Zeitspanne zwischen Transplantation und Biopsie (durchschnittlich 3 Monate) und durch das Entstehen der vaskulären Läsionen zu einem früheren Zeitpunkt in konventionell immunsuprimierten Patienten erklärt werden (Merion et al. 1984). Veränderungen, die als chronisch-interstitielle Abstoßung interpretiert wurden, waren in insgesamt nur 8 Biopsien zu sehen. Obwohl schwere vaskuläre Läsionen im Sinne einer vaskulären Transplantatabstoßung nicht zu erkennen waren, konnte doch in 4 Biopsien ein pathologischer Befund an den Glomerula erhoben werden, sowie in einem Fall eine milde CSA-assoziierte Arteriolopathie diagnostiziert werden. Dies läßt vermuten, daß vaskuläre Läsionen, die zu einer interstitiellen Fibrose geführt haben, möglicherweise als Folge eines „sampling errors" in der Biopsie nicht miterfaßt wurden. Die schütteren fokalen mononukleären Infiltrate könnten somit als aufgepropfte milde tubulointerstitielle Verwerfungsreaktion aufgefaßt werden. Allerdings könnte das häufigere Auftreten dieser Läsionen in der CSA-Gruppe als Überlagerung einer CSA-bedingten interstitiellen Fibrose mit einer milden interstitiellen Abstoßungsreaktion interpretiert werden. Nach der Auffassung von Farnsworth (Farnsworth et al. 1983, Farnsworth et al. 1984) ist die fleckförmige interstitielle Fibrose immer Folge einer Abstoßungsreaktion. Die Kombination von tubulointerstitiellen und vaskulären Abstoßungen wurde nur in 13% der beurteilbaren Biopsien gesehen und machte 18% der klassischen Verwerfungsreaktionen aus, was bedeutet, daß sich die immunologischen Vorgänge in der Mehrzahl der Fälle doch nur in einem Kompartment des

Nierenparenchyms, nämlich in den Gefäßen einerseits oder im tubulointerstitiellen Raum andererseits abspielen.

Die Form und Häufigkeit der glomerulären Läsionen im Rahmen von Abstoßungsreaktionen decken sich weitgehend mit den Ergebnissen anderer Autoren (Zollinger et al. 1973, Zollinger und Mihatsch 1978, Maryniak et al. 1985). Es zeigt sich ferner, daß die akute Transplantatglomerulitis sowie auch die chronische Glomerulopathie fast immer mit endovaskulitischen Veränderungen in den Arterien vergesellschaftet war. Das Fehlen von Gefäßläsionen in einer Biopsie mit Transplantatglomerulitis und in 4 Fällen mit Transplantatglomerulopathien ist höchstwahrscheinlich auf einen „sampling error" zurückzuführen, wobei typisch veränderte Gefäße in der Biopsie nicht miterfaßt wurden. Die akute Form der Glomerulitis wurde fast ausschließlich in Biopsien der CSA-behandelten Patienten diagnostiziert. Die Annahme, daß sich die Morphologie der klassischen Abstoßungsreaktionen der CSA-behandelten Transplantate von konventionell immunsupprimierten unterscheidet, kann durch die bisher bekannte Literatur nicht bestätigt werden (Mihatsch et al. 1983, Bergstrand 1985), so daß eine CSA-spezifische glomeruläre Form einer vaskulären Abstoßung unwahrscheinlich erscheint. Vielmehr geben die genannten Prozentzahlen keine absoluten Häufigkeiten an, sondern werden durch den Zeitpunkt und durch die Indikationsstellung der Biopsien bestimmt. Wie bei der akuten interstitiellen Abstoßungsreaktion dürften auch die Transplantate mit akuten Glomerulitiden unter CSA-Immunsuppression häufiger biopsiert worden sein.

Morphologische Veränderungen bei postoperativen akuten Nierenversagen wurden sowohl in Biopsien der CSA-behandelten Patienten als auch bei Patienten unter konventioneller Immunsuppression gesehen. Die Ursachen eines ANV unmittelbar nach der Transplantation können mannigfaltiger Genese sein. Als wesentliche Faktoren wurden die Hypotonie des Spenders, sowie zu lange warme und kalte Ischämiezeiten angesehen (Carroll et al. 1969, Toledo-Pereyra et al. 1975, Jensen et al. 1975, Sterling et al. 1977, Brophy et al. 1980, Hall et al. 1985). In 8 Fällen wurden zusätzlich zu

Diskussion

den tubulären Läsionen auch Abstoßungsreaktionen gesehen. Davon waren 3 vaskulärer Genese. Gerade eine akute vaskuläre Abstoßung kann auch als Ursache von morphologischen Zeichen eines akuten Nierenversagens mit Tubulusdilatation und Tubulusnekrosen in Frage kommen. Im Rahmen einer akuten vaskulären Transplantatabstoßung kann eine akute proximale Gefäßstenose mit plötzlichem Zirkulationsstopp in einer größeren Nierenarterie zu den entsprechenden Tubulusläsionen führen. Unsere Ergebnisse zeigen somit, daß das ANV von anderen morphologischen Veränderungen überlagert werden kann, die nicht klinisch sondern ausschließlich durch die Nierenbiopsie abgeklärt werden können. Durch zusätzliche Schädigung des Nierengewebes wird die Periode des postoperativen ANV verlängert. Die Diagnostik des ANV hat besonders in der CSA-Ära an Bedeutung zugenommen. Wie anhand der untersuchten Fälle ersichtlich ist, lagen in 11 von 14 Patienten mit akutem postoperativem Nierenversagen auch morphologische CSA-Toxizitätszeichen vor, so daß ein Zusammenhang zwischen ANV- und CSA-Toxizität vermutet werden kann. Experimentelle und klinisch-pathologische Studien haben gezeigt, daß CSA die Rückbildung der potentiell reversiblen Veränderungen bei ANV verzögert (Hall et al. 1985, Chow 1986). Als Folge dieses durch CSA prolongierten Nierenversagens tritt eine diffuse interstitielle Fibrose in der Nierenrinde auf, die in unserem Patientengut in 18 Biopsien der CSA-Gruppe, aber nur 2mal bei Patienten unter konventioneller Immunsuppression gesehen wurde. Die Ergebnisse bestätigen somit auch die Untersuchungen von Farnsworth et al. (1984), die die diffuse interstitielle Fibrose als wichtigstes morphologisches CSA-Toxizitätszeichen anführen. Die CSA Serumspiegelmessungen alleine geben keinen sicheren Aufschluß über die Nephrotoxizität (Mihatsch et al. 1985, Hall et al. 1985, Taube et al. 1985). Morphologische CSA-Toxizitätszeichen bei ANV können demnach auch bei CSA-Spiegeln, die im therapeutischen Bereich liegen (≤ 400 ng/ml, Keown et al. 1981) auftreten. Die Biopsien mit diffuser interstitieller Fibrose wurden im Durchschnitt 5 Wochen nach der Transplantation entnommen, so daß auch daraus eine zeitliche Nähe zur postoperativen Periode ersichtlich ist.

Diskussion

Die isometrische (gleichförmige) Vakuolisierung, die Mikroverkalkungen und Riesenmitochondrien werden als tubuläre CSA-Toxizitätszeichen zusammengefaßt. Sie wurden in unserem Material sowohl bei CSA-behandelten, als auch bei konventionell immunsupprimierten Patienten gesehen, woraus hervorgeht, daß die einzelnen Läsionen keine für CSA absolut spezifischen Veränderungen darstellen (Mihatsch et al. 1985, Wallace 1985), obwohl sie unter CSA-Behandlung ungleich häufiger zu sehen waren (103 versus 11 Biopsien). Die isometrische Vakuolisierung des proximalen Tubulusepithels konnte als häufigste tubuläre Läsion 86mal in der CSA-behandelten Gruppe als Toxizitätszeichen gewertet werden. 3 konventionell behandelte Transplantate mit identischen Veränderungen stammten von Patienten die vor der Biopsie Mannitol verabreicht bekommen hatten, so daß die Vakuolisierung als Folge der hyperosmolaren Substanz aufgefaßt werden kann. Die Pathogenese der Vakuolen bei CSA-Toxizität ist ungewiß. Obwohl CSA in Tubuluszellen immunhistochemisch nachgewiesen wurde (Von Willebrand und Häyry 1983) und zytoplasmatische Lipidtropfen in CSA-behandelten Zellkulturen beobachtet wurden (Koponen und Loor 1983) ist die exakte Herkunft der Vakuolen nicht verifiziert worden. Sie sind im histologischen Schnittpräparat mit Fettfärbungsmitteln nicht anfärbbar. Elektronenoptisch handelt es sich am ehesten um dilatierte Zisternen des glatten endoplasmatischen Retikulums oder um Phagolysosomen (Blair et al. 1982, Chow et al. 1986). Megamitochondrien in Form von solitären zytoplasmatischen Einschlußkörpern wurden in nur 29 Biopsien der CSA-Gruppe und in 5 Biopsien der konventionell behandelten Patienten nachgewiesen. In der ersteren waren sie fast ausschließlich mit anderen Tubulustoxizitätszeichen kombiniert. Im Vergleich zu der Studie von Mihatsch et al. (1983) war die Frequenz der Riesenmitochondrien in unserem Material wesentlich geringer. Der Grund liegt möglicherweise in einer subjektiv unterschiedlichen morphologischen Auswertung. Die Identifikation von Megamitochondrien ist oft schwierig (Abb. 8 c). Sie können in normalen Hämatoxylin- Eosin gefärbten Schnitten leicht übersehen oder mit Erythrozyten verwechselt werden. Trotz der allgemein geringen

Diskussion

Frequenz gestattet das ungleich häufigere Vorkommen in der CSA-Gruppe die Wertung der Riesenmitochondrien als morphologisches CSA-Toxizitätszeichen (Kirwan et al. 1981, Mihatsch et al. 1981). Die Riesenmitochondrien sind möglicherweise eine Folge der Hemmung der mitochondrialen Zellatmung (Humes et al. 1985). Die Mikroverkalkungen sind dystrophische Verkalkungen und können prinzipiell bei Tubuluszellnekrosen jeglicher Genese gesehen werden (Mihatsch et al. 1983). Die Tatsache, daß sie unter CSA-Therapie häufiger auftreten, deutet darauf hin, daß Ciclosporin letale Zellschädigungen mit intrazellulärer Kalziumionenakkumulation hervorruft (Humes et al. 1985). Obwohl die unter den tubulären CSA-Toxizitätszeichen zusammengefaßten Läsionen nicht spezifisch sind, konnte ihr gemeinsames Auftreten ausschließlich in der CSA-behandelten Patientengruppe gesehen werden, und die Kombination der Veränderungen weist in hohem Maße auf CSA-Toxizität hin.

Die von Sibley et al. (1983) beschriebene Kongestion der peritubulären Kapillaren wurde unter CSA-Therapie nur 11mal ohne begleitende Abstoßungsreaktion nachgewiesen. Sie scheint daher nach unseren Ergebnissen nur eine untergeordnete Rolle zu spielen und sollte unseres Erachtens nicht als CSA-Toxizitätszeichen per se gewertet werden. Die häufige Kombination der Veränderung mit anderen CSA-Toxizitätszeichen, die auch in unseren Biopsien bestätigt werden konnte, dürfte der Grund sein, daß die Läsion von anderen Autoren als CSA-Effekt gewertet wurde (Bennett 1985). Möglicherweise handelt es sich um eine „verhaltene interstitielle Abstoßung", wobei die mononukleären Zellen auf die ausgeweiteten peritubulären Kapillaren beschränkt bleiben.

Eine streifenförmige interstitielle Fibrose in der Nierenrinde fand sich ebenfalls häufiger in Biopsien der CSA-Gruppe (23 versus 6 Biopsien). Nach Auffassung von Mihatsch et al. (1985) ist die CSA-Arteriolopathie einer der wichtigsten Faktoren bei der Entstehung einer streifenförmigen interstitiellen Fibrose. In unserem Biopsiematerial fanden sich in 55,2% der Biopsien mit streifenförmiger interstitieller Fibrose lichtmikroskopisch faßbare Läsionen am arteriellen Gefäßsystem. Eine typische CSA-Arteriolopathie konnte allerdings nur in 7 Fällen bestätigt werden, während die Veränderungen in den anderen 6 Biopsien mit einer vaskulären Transplantatabstoßung vereinbar waren. Interessante Zusatzinformationen lieferten die immunhistochemischen Untersuchungen, wobei in 5 Fällen trotz lichtmikroskopisch unauffälliger Gefäße vaskuläre IgM-Ablagerungen mit oder ohne Komplement- und Fibrindepots nachgewiesen wurden. Die Tatsache, daß somit insgesamt in 72,4% der Fälle ein pathologischer Gefäßbefund nach Zusammenfassung der rein lichtoptischen und immunmorphologischen Ergebnisse erhoben werden konnte, deutet daraufhin, daß die streifige interstitielle Fibrose tatsächlich Folge von Gefäßläsionen ist, wobei die CSA-Arteriolopathie, die vaskulären Transplantatabstoßungsreaktionen und möglicherweise auch hypertoniebedingte Arteriolenveränderungen eine pathogenetische Rolle spielen können. Es sollte somit eine streifenförmige Fibrose mit tubulärer Atrophie immer mit vaskulären Veränderungen in Verbindung gebracht werden, auch wenn solche in der Biopsie nicht vorhanden sind. Ob herdförmige Fibrosebezirke ohne tubuläre Atrophie auch als Folge rezidivierender interstitieller Abstoßungsreaktionen auftreten können, ist ungewiß. Es gibt in der Literatur zumindest 3 Hinweise, die dafür sprechen. Farnsworth et al. (1984) führt fleckförmige Fibroseherde auf chronische Abstoßungsreaktionen zurück, wobei natürlich auch vaskuläre Verwerfungsreaktionen in Frage kommen. Ferner haben Laberke und Bohle (1980) erwähnt, daß rezidivierende akute interstitielle Nephritiden zu einer interstitiellen Fibrose führen. Der gleiche pathogenetische Mechanismus könnte auch bei rezidivierenden tubulointerstitiellen Abstoßungsformen zutreffen. Die Studien von Klintmalm et al. (1984) und Bohman (Bohman et al. 1985) sprechen für einen direkten Zusammenhang zwischen CSA-Therapie und interstitieller Fibrose, wobei das Ausmaß der Fibrose mit der kumulativen CSA-Dosis sowie mit der Anzahl der akuten nephrotoxischen Episoden in den ersten 6 Monaten nach der Transplantation korreliert. Die Autoren ziehen eine CSA-assoziierte chronische interstitielle Nephritis (Sibley 1983) als möglichen pathogenetischen Faktor für die interstitielle

Fibrose in Erwägung. Die interstitielle Fibrose als Folge einer tubulointerstitiellen Entzündung (Abstoßung) im Transplantat dürfte aber nach unseren Ergebnissen ein äußerst seltenes Ereignis sein. Die von Myers beschriebene Assoziation der segmentalfokalen Glomerulosklerose mit interstitieller Fibrose (Myers et al. 1984) als chronisches CSA-Nephrotoxizitätszeichen bei herztransplantierten Patienten konnten in unserem Biopsiematerial nicht bestätigt werden. Dies ist möglicherweise auf den kürzeren zeitlichen Abstand zwischen Transplantationen und Biopsie zurückzuführen. Es ist denkbar, daß eine progressive Atrophie der Tubuli und eine Fibrosierung des Interstitiums zu einer „Überlastungsglomerulitis" (Zollinger und Mihatsch 1978) mit morphologischen Veränderungen im Sinne einer segmental fokalen Glomerulosklerose führt. In den Untersuchungen von Myers allerdings bleiben die pathologischen Veränderungen der intrarenalen Gefäße unberücksichtigt, die unseres Erachtens einen wesentlichen Faktor in der Entstehung einer interstitiellen Fibrose mit tubulärer Atrophie darstellen.

Ohne morphologische Zusatzbefunde scheint somit die Wertung der interstitiellen Fibrose als chronische CSA-induzierte Nephropathie nicht berechtigt. Arteriolenveränderungen vom Typ der CSA-assoziierten Arteriolopathie wurden in 13,2% der Biopsien durchschnittlich 6—7 Wochen nach der Transplantation frühestens nach 1 Woche, spätestens nach 8 Wochen gesehen. Sie wurden ausschließlich in Biopsien der CSA-behandelten Patienten nachgewiesen, während eine thrombotische Glomerulopathie auch in zwei Gewebsstücken der konventionell behandelten Gruppe diagnostiziert wurde. In einem Drittel der Fälle (n = 7) entsprach die Arteriolopathie der eines hämolytisch urämischen Syndroms mit Zeichen einer intravasalen Gerinnung (thrombotische Mikroangiopathie). Diese thrombotische Arteriolopathie wurde primär von Shulman (1981) bei knochenmarkstransplantierten Patienten beschrieben (Shulman et al. 1981). Weitere Studien haben gezeigt, daß unter CSA-Therapie tatsächlich eine dem hämolytisch-urämischen Syndrom identische Erkrankung auftreten kann (Leithner et al. 1983, Neild et al. 1983, Kirste et al. 1985, Bonsib et al. 1985,

Dyck et al. 1986, Wolfe et al. 1986). Die Ursache einer gesteigerten intravasalen Gerinnung unter CSA-Therapie könnte durch eine individuell erhöhte Aktivität von plättchenaggregationsfördernden Serumfaktoren oder durch Verminderung des Prostacyclinstimulierenden Faktors bedingt sein (Remuzzi et al. 1978, Neild et al. 1983, Dyck et al. 1986). Dafür spricht, daß nicht alle Patienten unter CSA-Therapie Thrombosen entwickeln, so daß offenbar bestimmte prädisponierende und präexistente Faktoren vorhanden sein müssen, die im Zusammenwirken mit Ciclosporin eine thrombotische Mikroangiopathie hervorrufen. Im Gegensatz zu den Untersuchungen von Neild et al. (1985), konnte das gehäufte Auftreten der thrombotischen Glomerulopathie unter CSA nicht bestätigt werden (Neild et al. 1985). Es fanden sich jeweils zwei Fälle sowohl in der CSA-Gruppe als auch in der konventionell behandelten Gruppe, in welchen ausgeprägte Thrombosen im Lumen der Glomerulumkapillarschlingen nachgewiesen werden konnten. In der CSA-Gruppe waren die glomerulären Thrombosen mit Thrombosen in den Vasa afferentia vergesellschaftet, während die thrombotische Glomerulopathie in der konventionell behandelten Gruppe offenbar als Manifestation einer vaskulären Transplantatabstoßung aufgefaßt werden muß (Busch et al. 1971, Mihatsch — persönliche Mitteilung). Die Pathogenese der Arteriolopathie ohne Gerinnungszeichen ist noch ungewiß. Als mögliche Faktoren kommt einerseits eine spezielle Form der vaskulären Transplantatabstoßung in Frage. Dies würde vielleicht in den vier Fällen zutreffen, in welchen die Arteriolenveränderungen mit einer Transplantatvaskulopathie in den größeren Gefäßen vergesellschaftet war. Die wichtigsten Argumente, die gegen eine Abstoßungsgenese sprechen, ist die fehlende zelluläre Infiltration und Proliferation in der Arteriolenwand, sowie die Besserung der Nierenfunktion nach Umstellung der CSA-Therapie auf konventionelle Immunosuppression (Mihatsch et al 1983).

Ein weiterer Faktor könnte die Hypertonie sein. Experimentelle Studien haben gezeigt, daß in spontan hypertensiven Ratten nach CSA-Gabe eine Stimulierung des Renin-Angiotensin-Systems erfolgt (Siegl et al. 1983). Ferner könnte ein hämodynamisches

Diskussion

Ungleichgewicht zwischen vasodilatatorisch und vasokonstriktorisch wirksamen Mechanismen für den selektiven Schaden an den Nierenarteriolen eine Rolle spielen. Humes et al. (1985) beobachteten eine deutliche Reduktion der glomerulären Filtrationsrate nach CSA-Gabe (Humes et al. 1985). Trotzdem muß die CSA-Arteriolopathie von einer hypertoniebedingten Hyalinose der Arteriolen morphologisch abgegrenzt werden. Der Schaden an den Nierenarteriolen erfolgt wahrscheinlich frühzeitig nach der Nierentransplantation, wobei neben einer Endothelzellenläsion auch eine Schädigung der glatten Muskelzellen durch zu hohe CSA-Serumspiegel erfolgen dürfte. Die Läsion an den glatten Muskelzellen könnte eventuell durch eine unspezifische Vakuolisierung der Mediamyozyten morphologisch erfaßt werden (Mihatsch — persönliche Mitteilung). Der Umstand, daß die voll ausgeprägte Arteriolopathie auch schon in Biopsien, die 1 Woche nach der Transplantation entnommen wurden, zu finden war, zeigt, daß der vaskuläre Schaden bereits in kurzem zeitlichen Abstand entstehen kann und kein reines Spätphonomen, wie früher angeommen, darstellt (Mihatsch et al. 1983). Da die Mikroangiopathie nach Absetzen der CSA-Therapie potentiell reversibel ist, ist die morphologische Differenzierung von einer akuten vaskulären Transplantatabstoßung außerordentlich wichtig und klinisch bedeutsam (Mihatsch et al. 1983, Wolfe et al. 1986), da bei Fortschreiten der Gefäßveränderungen eine chronische Transplantatinsuffizienz erfolgen kann.

Herdförmige knotige lymphoidzellige Infiltrate wurden nur in insgesamt 9 Fällen gesehen. Es handelt sich somit um eine in der Biopsie äußerst seltene und um keine für die CSA-Therapie spezifische Veränderung. Entsprechend den Ergebnissen von Mihatsch (Mihatsch et al. 1983) fanden sich auch in unserem Material der ciclosporinbehandelten Gruppe diffuse Infiltrate häufiger als herdförmige. Die letzteren dürften außerdem für die Nierenfunktion und Prognose des Transplantates wenig bedeutungsvoll sein, da sie den Tubulusapparat nur geringfügig beeinträchtigen. Dies bestätigen die Untersuchungen von Kolbeck und Sanfilippo (Kolbeck et al. 1984, San Filippo et al. 1986), die zeigten, daß sich die diffusen kortikalen T-Zellinfiltrate für die Langzeitfunktion des Transplantates ungünstiger als fokale noduläre auswirken.

Eine Glomerulonephritis im Transplantat wurde in 4,6% der Biopsien sowohl unter Ciclosporintherapie als auch unter konventioneller Immunosuppression diagnostiziert. Beweisend für eine Rekurrenz der Grunderkrankung war nur 1 Fall einer IgA-mesangialen Glomerulonephritis und eine Biopsie mit intramembranösen „dense deposits". Es ist aus der Literatur hinlänglich bekannt, daß die IgA-Glomerulonephritis und die intramembranöse Glomerulonephritis fast immer im Transplantat rezidiviert (Galle et al. 1971, Berger et al. 1975, Beaufils et al. 1977, Pettersson et al. 1985). Eine Rekurrenz der Grunderkrankung kann unseres Erachtens nur diagnostiziert werden, wenn die gleichen glomerulären Veränderungen sowohl in der Biopsie der originären Niere als auch in der Transplantatbiopsie vorkommen und immunmorphologisch oder elektronenoptisch faßbare Immundepots in gleicher Lokalisation anzutreffen sind. Die lichtmikroskopische Diagnose einer Glomerulonephritis in Transplantaten kann durch verschiedene Faktoren erschwert sein. Zum einen ist die Differenzierung einer Transplantatglomerulopathie von einer membranoproliferativen Glomerulonephritis schwierig und manchmal unmöglich (Wakabayashi et al. 1984). Entscheidende Kriterien sind die mesangialen Zellproliferationen sowie die Interposition von Mesangiumzellen und mesangialer Matrix an den peripheren Basalmembranen, Veränderungen die ausschließlich bei der membranoproliferativen Glomerulonephritis vorkommen (Zollinger und Mihatsch 1978). In 3 Fällen wurden zusätzlich zu den glomerulären Läsionen Abstoßungszeichen im Interstitium oder an den Gefäßen beobachtet. Insbesondere im Zusammenhang mit Transplantatvaskulopathien ist die lichtmikroskopische Interpretation der Glomerulumveränderung schwierig. In 2 Biopsien mit diffusen Glomerulonephritiden vom Post-Streptokokkentyp und vaskulären Abstoßungszeichen konnte die Diagnose erst anhand der elektronenoptisch verifizierten Immundepots gestellt werden (Abb. 12 b). Ein weiteres Problem ist durch den Einfluß der immunsuppressiven Therapie gegeben, wodurch die zelluläre Proliferation unterdrückt und die histologische Diagnostik erschwert wird. So bot sich in den 3 Fällen der ciclosporinbehandelten Gruppe mit segmental fokal betonten proliferativen glomerulonephritischen Veränderungen ein ungewöhnliches Bild (Abb. 13). Die zelluläre Proliferation ist nur gering ausgeprägt, während in ein Schlingenlumina zahlreiche polymorphkernige Granulozyten zu sehen sind. Dieser Umstand wird aufgrund der fehlenden Wirkung des CSA auf die Granulozytenfunktionen verständlich. Zumindest in einem Fall einer segmental fokal betonten Glomerulonephritis im Transplantat scheint eine Virusgenese wahrscheinlich, wobei HSV_1- und HSV_2-Antigen in glomerulären Mesangiumzellen nachgewiesen werden konnte. Segmental fokal betonte proliferative Glomerulonephritiden wurden auch nach einer Reihe von anderen Virusinfektionen gesehen (Jensen 1967, Zollinger und Mihatsch 1978).

Als häufigste morphologische Form der Glomerulonephritis wurde die segmental fokal betonte sklerosierende Glomerulonephritis (fokale Glomerulosklerose) beobachtet (n = 5). Die Genese der segmental und fokalen Glomerulosklerose im Transplantat ist sicherlich heterogen. Sie tritt einerseits sehr häufig als rekurrente Grunderkrankung auf (Hoyer et al. 1972, Mathew et al. 1975), andererseits kann sie als sekundäres Phänomen nach partieller Zerstörung von Nierenparenchym durch Überlastung und Hyperfiltration der Restnephrone entstehen (Shimamura und Morrison 1975, Zollinger und Mihatsch 1978, Olson et al. 1985, Rivolta et al. 1983). Diese Form der „Überlastungsglomerulitis" könnte zumindest in den 2 Biopsien mit ausgeprägten streifigen interstitiellen Fibrosebezirken und tubulärer Atrophie im Rahmen von CSA-Toxizität zutreffen (Tabelle 5). Die segmental fokale Glomerulosklerose wurde auch von Myers et al. (1984) als Ausdruck einer chronischen CSA-assoziierten Nephropathie angesehen. Parfrey et al. (1984) sprechen von einer bifaktoriellen Genese der segmental fokalen Glomerulosklerose im Transplantat, wobei familiäre Immundefekte mit vermehrten zirkulierenden Immunkomplexen in der durch Hyperfiltration prädisponierten unilateralen Niere die glomerulären Läsionen auslösen könnten (Parfrey et al. 1984). Ein anderer wesentlicher Entstehungsweg der fokalen Glomerulosklerose im Transplantat ist die Refluxnephropathie (Kincaid-Smith et al. 1975, Cotran et al. 1981). Ferner ist zu bedenken, daß jede längerdauernde Transplantatglomerulopathie zu segmentalen Schlingensklerosen und zu dem lichtmikroskopischen Bild einer segmentalen Glomerulosklerose führen kann (Cheigh et al. 1981).

Ob es sich bei den Fällen mit diffusen endothelio-mesangialen Glomerulonephritiden um postinfektiöse Glomerulonephritiden handelte, konnte nicht eruiert werden. Ein vorausgegangener Streptokokkeninfekt war zumindest anamnestisch nicht bekannt.

Da die akute Pyelonephritis kaum eine Indikation für eine Biopsie darstellt, wurde sie auch in den Transplantatbiopsien unseres Materials entsprechend selten gesehen. Trotz der häufigen Harnwegsinfekte, die bei transplantierten Patienten beobachtet werden können, dürfte sie im Transplantat nur eine untergeordnete Rolle spielen (Zollinger und Mihatsch 1978).

Die Abgrenzung einer interstitiellen Transplantatabstoßung von einer interstitiellen nichtdestruierenden Nephritis stellt ein Problem in der morphologischen Diagnostik von Nierentransplantatbiopsien dar. Das Unterscheidungskriterium, die „Tubulitis", ist manchmal nicht eindeutig zu erkennen und die fehlende Miteinbeziehung der Tubulusepithelien an Stellen des interstitiellen Entzündungsgeschehens gibt Anlaß zu Fehlinterpretationen. Trotzdem veranlaßte uns in 6 Fällen die Diskrepanz zwischen „Tubulitis" und Destruktion der Tubulusepithelzellen, die Läsionen eher als nichtdestruierende Nephritiden zu klassifizieren. Für die Pathogenese der interstitiellen Entzündungen im Transplantat stehen eine Reihe von Möglichkeiten offen. Die in zwei Biopsien nachgewiesenen interstitiellen Immunglobulin- und Komplementablagerungen deuten möglicherweise auf einen Immunkomplex-mediierten Mechanismus hin. Granuläre interstitielle Immundepots wurden bei „idiopathischen" tubulointerstitiellen Nephritiden (Klassen et al. 1972, Andres und McCluskey 1975) bei Lupusnephritis (Levy et al. 1979) und im Rahmen einer gemischten Cryoglobulinämie (McCluskey 1983), aber auch in Nierentransplantaten (Andres et al. 1970) beschrieben. Da in unseren Biopsien die Ablagerungen nicht linear an den tubulären Basalmembranen, sondern granulär im peritubulären Interstitium zu sehen waren, kann in diesen Fällen eine antitubuläre Basalmembrannephritis weitgehend ausgeschlossen werden.

Als weiterer pathogenetischer Mechanismus wären zelluläre Immunreaktionen gegen exogene oder autologe Antigene in Erwägung zu ziehen. Da Arzneimittelantigene anamnestisch weitgehend ausgeschlossen werden konnten, wäre noch an endogene Antigene wie Tamm-Horsefall-Protein (Zager et al. 1978) oder an ischämisch geschädigte Nephronbestandteile, die unter normalen Bedingungen für das Immunsystem nicht akzessibel sind, sowie an exogene mikrobielle Antigene als auslösende Faktoren zu denken. Da in allen sechs Fällen CMV- und HSV-befallene Tubuluszellen nachgewiesen wurden und klinisch auch kein Hinweis für eine bakterielle Infektion bestand, wären tubulointerstitiell lokalisierte virale Antigene als ätiologische Faktoren denkbar (Von Ypersele de Strihou 1979).

Für die verschiedenen morphologischen Abstoßungstypen können sowohl humorale als auch zelluläre Immunmechanismen verantwortlich sein. Seit langem ist bekannt, daß Lymphozyten die entscheidende Rolle bei der Transplantatabstoßung spielen (Billingham et al. 1954, Gowens et al. 1962, Strom et al. 1975) und somit die immunkompetenten Zellen bei der Erkennung von inkompatiblen Spenderorganen repräsentieren. Die Zielstruktur der sensibilisierten Immunzellen sind vornehmen die Histokompatibilitätsantigene der Klasse 2, die in der Niere zum überwiegenden Teil an der Oberfläche der Endothelzellen in den Glomerula und in den peritubulären Kapillaren exprimiert werden (Hinglais 1984, Von Willebrand et al. 1985), aber auch in Tubuluszellen und in interstitiellen „dendritischen Zellen" vorkommen (Steinman 1981, Hart und Fabre 1981, Hall et al. 1984, Claesson et al. 1986). Neben diesen klassischen Histokompatibilitätsantigenen kommt auch noch anderen Molekülen an der Zellmembran der Endothelzellen eine immunogene Bedeutung bei der Abstoßungsreaktion zu, wie z. B. das Endothel-Monozyten-Antigensystem (Cerilli et al. 1985). Das Blutgefäßsystem der Niere ist somit sicherlich ein Hauptangriffspunkt der Immunmechanismen, wobei einerseits Helferzellen durch Auslösung einer verzögerten Hypersensibilitätsreaktion und/oder einer durch humorale Antikörper mediierten Immunantwort (Gurley et al. 1983, Hall und McKenzie 1985) oder zytotoxische T-Lymphozyten (Bradley et al. 1985) als zentrale Komponenten in der Immunpathogenese der Abstoßungsreaktion in Frage kommen. Wie neuere Studien gezeigt haben, wirken offenbar beide Zellsysteme synergistisch, wobei die Abstoßungsreaktion durch Helferzellen eingeleitet wird und später durch rekrutierte direkt zytotoxisch wirksame T-Lymphozyten aufrecht erhalten wird (Schneider et al. 1986).

Die eher untergeordnete Rolle der humoralen Mechanismen bei den verschiedenen Abstoßungsformen zeichnet sich auch in den immunmorphologischen Ergebnissen in unserem Material ab (Tabelle 6). Sowohl glomerulär-vaskuläre als auch tubulointerstitielle IgG- und IgA-Ablagerungen wurden meist in weniger als 50% der Fälle gesehen. Lediglich IgM-, C_{1q}- und Fibrinablagerungen fanden sich in über 50% der Biopsien mit akuten oder chronischen vaskulären Abstoßungszeichen sowohl in der Intima der Gefäße als auch im tubulointerstitiellen Raum (Abb. 16a, b). Die vaskulären und tubulointerstitiellen IgM-, C_{1q}- und Fibrindepots könnten somit als zusätzlicher diagnostischer Hinweis für vaskuläre Abstoßungsreaktionen herangezogen werden, sofern in der Biopsie keine eindeutigen Gefäßveränderungen vorliegen. Eine direkte pathogenetische Rolle der IgM-Antikörper läßt sich anhand dieser Ergebnisse jedoch nicht beweisen. Höchstwahrscheinlich handelt es sich in der Mehrzahl der Fälle um eine Insudation oder um eine Extravasation von Plasmakomponenten als Folge eines schweren Endothelschadens im Rahmen von vaskulären Abstoßungsreaktionen (Zollinger und Mihatsch 1978). Das relativ häufigere Auftreten von tubulointerstitiellen IgG-, IgA-, C_{1q}- und C_3-Ablagerungen in Biopsien mit akuter vaskulärer Transplantatabstoßung und Transplantatglomerulitis als bei reinen Vaskulopathien ohne Glomerulitis, könnte möglicherweise auf einen unterschiedlichen immunpathogenetischen humoralen Mechanismus bei Fällen mit Transplantatglomerulitis hindeuten. Andererseits wäre auch denkbar, daß bei Abstoßungsreaktionen, die mit Transplantatglomerulitis einhergehen, die vaskulären Läsionen besonders schwer ausgeprägt sind und daher zu einer massiven Exsudation sämtlicher Plasmakomponenten Anlaß geben. Der schwere vaskuläre Schaden kommt auch durch die relativ häufigeren Fibrinablagerungen in den Arterien von Biopsien mit Transplantatglomerulitis zum Ausdruck (Tabelle 7). Die linearen IgG- und Komplementablagerungen an den tubulären Basalmembranen und teilweise an Basalmembranen der peritubulären Kapillaren könnten Folge humoraler Immunmechanismen gegen geschädigte oder durch Ischämie veränderte Basalmembranbestandteile sein, und somit ein Epiphänomen der eigentlichen Abstoßungsreaktion darstellen. Auch die zahlreichen IgG- und IgA-positiven Plasmazellen in Biopsien mit chronischen Transplantatabstoßungszeichen könnten auf eine humorale Immunantwort hindeuten. Gleiche Beobachtungen wurden auch von anderen Autoren gemacht (Zollinger und Mihatsch 1978), die das gehäufte Auftreten von Plasmazellen in Spätstadien der interstitiellen Abstoßung auf eine sekundäre Mitbeteiligung humoraler Mechanismen zurückführen.

Die glomerulären Immunglobulin- und Komplementablagerungen waren in unserem Material bei sämtlichen Abstoßungsformen selten anzutreffen und lieferten keine wesentliche Zusatzinformation hinsichtlich Art und Stadium der Transplantatabstoßungsreaktion. Als häufigstes Immunglobulin wurde IgM im Mesangium und im peripheren Schlingenbereich bei Transplantatglomerulitiden und bei chronischen vaskulären Transplantatabstoßungen mit Transplantatglomerulopathien gesehen. Die glomerulären Immunglobulinablagerungen, die in einigen wenigen Fällen mit vorwiegend interstitiellen zellulären Abstoßungszeichen zu finden waren, könnten einerseits als Folge eines geringen zusätzlichen lichtmikroskopisch nicht faßbaren Endothelschadens oder als Ausdruck einer zusätzlichen humoralen Immunantwort gedeutet werden. Die Biopsien mit Veränderungen, die primär als chronische interstitielle Abstoßungsreaktion klassifiziert wurden, zeigten immerhin auch gering ausgeprägte vaskuläre und glomeruläre Läsionen.

Form, Verteilung und Klasse der Immunglobulin- und Komplementdepots in den Glomerula können in bestimmten Fällen zur Abgrenzung einer Transplantatglomerulitis oder -glomerulopathie von einer Glomerulonephritis im Transplantat beitragen. Nur in einem geringen Prozentsatz der Biopsien wurden im Rahmen von Transplantatabstoßungsreaktionen intraglomeruläre IgG- und IgM-Ablagerungen in segmentaler Verteilung gefunden (Tab. 6). Dementsprechend würde bei lichtmikroskopisch diffusen und globalen glomerulären Veränderungen eine negative Immunmorphologie oder IgG- und IgM-Ablagerung in ausschließlich segmentaler Verteilung eher für Glomerulumläsionen im Rahmen einer Transplantatabstoßung sprechen, während bei diffusen Glomerulonephritiden Immunglobulin- und Komplementablagerungen meist auch in diffus-globaler intraglomerulärer Verteilung anzutreffen sind (Tabelle 11). Die endothelio-mesangiale Glomerulonephritis und die IgA-Nephritis können immunmorphologisch anhand der dominierenden Immunglobulinklasse von einer Transplantatglomerulitis abgegrenzt werden (IgG, IgA).

Das gehäufte Auftreten von Virusinfekten im immunsupprimierten Patienten ist hinlänglich bekannt (Sutton et al. 1985). Die Prävalenz von Infektionen in Nierentransplantierten mit Viren der Herpesgruppe erklärt sich einerseits durch die Eigenschaft dieser Erreger, aus dem Stadium einer latenten Infektion jederzeit reaktiviert werden zu können und andererseits durch die spezielle Ausbreitungsform der Viren. Die Propagation der Erreger kann durch direkten interzellulären Kontakt erfolgen, so daß neutralisierende Antikörper in der Eindämmung der Infekte oft unwirksam sind und zellmediierten Abwehrmechanismen eine größere Bedeutung zukommt. Es ist daher verständlich, daß bei transplantierten Patienten mit reduziertem zellulären Immunsystem gerade diese Virusgruppe ein klinisches Problem darstellt. Die immunhistochemischen Untersuchungen zeigten, daß Herpes simplex Virus-Antigene in 47% der Transplantatbiopsien in Zellen des Tubulusapparates vorhanden waren, wobei HSV_1- und HSV_2-Antigen jeweils gleich häufig (30,2%) anzutreffen war. Obwohl klinisch manifeste HSV-Infekte oft im oropharyngealen Bereich lokal begrenzt bleiben und disseminierte Erkrankungen nur selten beschrieben wurden (Dalhoff et al. 1985), deuten unsere Ergebnisse darauf hin, daß HSV-Antigene auch in umschriebenen Zellgruppen innerhalb des Transplantates auftreten können. Dieses Faktum ist insofern von morphologisch-diagnostischer Bedeutung, da HSV-Antigene an der Oberfläche von HSV-infizierten Zellen als Erkennungsstrukturen für zytotoxische T-Lymphozyten fungieren können (Yasukawa und Zarling 1985). Es könnte somit durch HSV-Antigen ein der Transplantatabstoßung ähnlicher immunpathogenetischer Mechanismus in Gang gesetzt werden. Neben tubulären Epithelzellen wurde HSV-Antigen auch in nicht näher definierten interstitiellen Zellen mit sternförmigem oder spindeligem Zytoplasma, aber nur in einzelnen wenigen Fällen in glomerulären Zellen gesehen, während vaskuläre Endothelzellen durchwegs negativ waren. Diese Topographie der HSV-Antigen tragenden Zellelemente läßt vermuten, daß durch HSV-Antigene direkt verursachte Reaktionen vorwiegend den tubulointerstitiellen Raum betreffen. Die Spezifität der kommerziell verfügbaren antiviralen Antikörper wurde durch Anwendung der Sera an HSV-infizierten Schleimhautstücken sowie an virusinfiziertem Lungengewebe und Hirngewebe als Positivkontrollen bestätigt. Obwohl die Peroxidase-Antiperoxidasemethode eine rasche Darstellung viraler Antigene mit hoher Sensitivität erlaubt, muß die Möglichkeit von falsch positiven und falsch negativen Ergebnissen in Betracht gezogen werden. So könnten zugrundegehende Zellelemente oder Zelldetritus eine unspezifische Reaktion verursachen. In den untersuchten Nierenbiopsien wurden nur solche Tubuluszellen als positiv gewertet, die eine stark positive Zytoplasmafärbung mit gleicher Intensität wie die der Kontrollpräparate zeigten. Ein negatives Ergebnis mit antiviralen Antikörpern schließt allerdings das Vorhandensein von latent infizierten Zellen, die lediglich virale Desoxyribonukleinsäure enthalten, aber keine Antigene exprimieren, nicht aus. Es ist ferner zu beachten, daß der Replikationszyklus der Herpes-simplex-Viren äußerst kurz ist und daher Antigene nur kurzfristig exprimiert werden (Smith und De Harven 1973 und 1974). Latent infizierte Zellen können mit Hilfe der DNA-Hybridisierungstechnik erfaßt werden. Trotzdem erschien uns die Darstellung von HSV-infizierten Zellen mit immunhistochemischen Methoden eher angebracht, da typenspezifische Antikörper eine Differenzierung zwischen HSV_1- und HSV_2-Antigenen erlauben, während typenspezifische DNA-Proben aufgrund einer 50%igen Sequenzhomologie zwischen HSV_1 und HSV_2 (Kieff et al. 1972) nur schwer erhältlich sind.

Die In-situ-Hybridisierungsmethode wurde zum Nachweis von CMV-infizierten Zellen verwendet. Die Ergebnisse bestätigen die in klinisch serologischen Studien beschriebene hohe Inzidenz der CMV-Infektion bei nierentransplantierten Patienten (Glenn 1981, Rubin und Tolkoff-Rubin 1982, Dummer 1983) und zeigen, daß das Transplantat selbst in einem hohen Prozentsatz (46,5%) von CMV direkt betroffen ist. Während sich die Häufigkeit von HSV-Infekten bei konventionell immunsupprimierten Patienten von der bei Patienten unter Ciclosporintherapie nicht unterscheidet, wurden CMV-infizierte Zellen in Biopsien der konventionell behandelten Gruppe signifikant häufiger gesehen (60,2% versus 40,5%). Diese geringere Inzidenz von CMV-Infektionen unter Ciclosporintherapie entspricht den Ergebnissen anderer umfassender Studien (Canadian Multicenter Studie 1983, Dummer et al. 1983, Peterson et al. 1983). Als Ursache für die herabgesetzte Infektrate unter Ciclosporintherapie könnte die verstärkte Immunsuppression durch die häufigere Verabreichung von Antilymphozytenglobulin während akuter Abstoßungskrisen unter konventioneller Therapie angesehen werden (Tolkoff-Rubin und Rubin 1986). Obwohl das Auftreten von CMV-Infekten von manchen mit der häufigen Gabe von Antilymphozytenglobulin in Zusammenhang gebracht wird, dürfte das erhöhte Risiko doch eher mit dem immunsuppressiven Gesamteffekt der Therapie korrellieren (Rubin et al. 1981, Metselaar et al. 1986). Ebenso wie HSV-Antigen konnte CMV-DNA fast ausschließlich in Zellen des proximalen Tubulusapparates lokalisiert werden, während interstitielle Zellen nur in 12 Fällen, glomeruläre Zellen in 6 und Endothelzellen lediglich in 4 Fällen betroffen waren. Schon früh in der Geschichte der Nierentransplantation konnte CMV durch Virusisolierung aus Organen von Patienten, die an einer CMV-Infektion verstorben waren, nachgewiesen werden (Kanich und Craighead 1966). Bereits diese Studien zeigten eine

Diskussion

fehlende Korrelation zwischen virologischen und histopathologischen Ergebnissen, wobei auf das außerordentlich seltene Vorkommen von cytomegalen Riesenzellen in der Niere hingewiesen wurde. Bereits aus diesen Resultaten kann geschlossen werden, daß CMV in Organen auch ohne entsprechenden diagnostisch verwertbaren zytopathischen Effekt vorkommen kann.

Da die IgM-Antikörperproduktion durch Immunsuppressiva, vor allem durch Ciclosporin (Baldwin et al. 1985) gehemmt wird, war bisher die Virusisolierung die einzig verläßliche Methode, um eine CMV-Infektion nachzuweisen. Die In-situ-Hybridisierungstechnik erlaubt eine rasche histologische Diagnose von CMV-infizierten Zellen, auch wenn typische cytomegale Einschlußkörper fehlen (Myerson et al. 1984). In unserem Material konnten allerdings retrospektiv betrachtet an einzelnen Stellen geringe zytopathische Veränderungen an den virusbefallenen Zellen gesehen werden, die jedoch alleine für eine sichere Diagnose einer CMV-Infektion in routinemäßig gefärbten histologischen Schnitten nicht ausreichend waren (Abb. 19a, b, Abb. 20). Es ist ferner zu beachten, daß im Anschluß an ein akutes postoperatives Nierenversagen vergrößerte Zellen mit hyperchromatischen vergrößerten Kernen auftreten, die als Tubulusregenerate nach vorausgegangenen Tubuluszellnekrosen interpretiert werden. Der Nachweis von viraler DNA in unspezifisch vergrößerten Zellen erlaubt somit eine Differenzierung zwischen reinen Regeneratzellen und virusbefallenen Zellelementen. Die Tatsache, daß in zahlreichen Tubuluszellen das Zytoplasma eine stärker positive Reaktion ergab als der Kern, könnte einerseits auf eine Infektion mit geringer Produktivität hindeuten, wobei während einer vorübergehenden Virämie oder Virurie die Virionen in größerer Menge durch Phagozytose in das Zytoplasma aufgenommen werden (Smith und De Harven 1974) und nur in geringer Quantität in den Zellkern integriert werden. Die geringere Konzentration von viraler DNA im Kern könnte eventuell durch sensitivere Hybridisierungsmethoden, wie durch Autoradiographie mit radioaktiv markierten DNA-Proben, stärker sichtbar gemacht werden (Brigati et al. 1983).

Die Spezifität der Proben und der verwendeten Technik wird

durch mehrere Fakten erhärtet. Durch Austestung der DNA-Proben an mit anderen Viren der Herpesgruppe infizierten Gewebsschnitten konnte eine Kreuzreaktion mit DNA-Sequenzen von HSV und EBV ausgeschlossen werden. Ferner deutet das Vorkommen von HSV-Antigen positiven Zellen in Biopsien mit negativem Hybridisierungsergebnis darauf hin, daß eine Kreuzreaktion sowohl von HSV-Antigen mit CMV-Antigen als auch von CMV-DNA Proben mit dem HSV-Genom unwahrscheinlich ist. Die unspezifische Bindung von DNA konnte durch Verwendung von EBV-Proben an positiven Kontrollschnitten mit typischen CMV-assoziierten Einschlußkörpern ausgeschlossen werden. Es ist bekannt, daß das humane CMV DNA-Sequenzen mit dem menschlichen zellulären Genom teilt (Rüger et al. 1984). Die verwendeten Proben repräsentieren 18% des gesamten CMV-Genoms, und eine Kreuzreaktion der Virusproben mit zellulärer DNA scheint aufgrund der zahlreichen negativen Biopsien sowie anhand der negativen Ergebnisse, die nach Anwendung der CMV-Proben an EBV-infizierten Lymphknotengewebe erhalten wurde, unwahrscheinlich. Ferner konnten Unger et al. falsch positive Resultate der In-situ-Hybridisierung bei Verwendung derselben DNA-Proben durch Kontrolle mit Hilfe von Virusisolierung ausschließen (Unger et al. 1986).

Auffällig ist der überwiegende Befall von tubulären Epithelzellen in Nierentransplantaten, ein Ergebnis, welches im Gegensatz zu den Resultaten bei knochemarkstransplantierten Patienten steht, bei welchen CMV vorwiegend in den interstitiellen Zellen oder Endothelzellen der Niere gefunden wurde (Myerson et al. 1984). Möglicherweise spielen in diesem Zusammenhang Veränderungen der Zelldifferenzierung eine Rolle, wie sie im Rahmen einer ischämischen Schädigung der Tubuluszellen bei akutem Nierenversagen oder bei vaskulären Prozessen vorkommen können. Eine Regeneration und Differenzierung von Zellen kann eine Reaktivierung von latentem CMV verursachen und damit eine rasche Ausbreitung der Viren durch Zell- zu Zellkontakt fördern (Dutko et al. 1981, Porter et al. 1985). Ein Vergleich der Ergebnisse, die mit Hilfe der In-situ-Hybridisierung an Nierenbiopsien erhalten wurden, mit klinischen Befunden und Symptomen zeigte, daß zwischen dem Vorhandensein von virusinfizierten Zellen im Transplantat und klinisch manifester symptomatischer CMV-Infektion keine signifikante Beziehung besteht (Ulrich et al. 1987, im Druck). Die In-situ-Hybridisierung mit Virusproben erlaubt somit eine rasche Diagnostik von Virusinfekten, wenn klinische Symptome fehlen und der Antikörpertiter aufgrund verstärkter Immunsuppression niedrig ist. Eine andere Möglichkeit wäre die Darstellung von CMV-Antigenen mit immunhistochemischen Methoden, allerdings verlief der Nachweis von CMV-Glykoproteinen mit entsprechenden Antikörpern an Paraffinschnitten nicht erfolgreich (Unger et al. 1986).

Um zu untersuchen, ob die Virusinfektion von Transplantatzellen mit bestimmten morphologischen Gewebsläsionen einhergeht, wurden die mit Immunperoxidase oder In-situ-Hybridisierung ermittelten Resultate mit den morphologischen Diagnosen der Transplantatbiopsien korreliert (Tabelle 12). Entsprechend der Lokalisation der virusinfizierten Zellen im tubulointerstitiellen Raum zeigen die Befunde eine signifikante Assoziation von Virusinfekt und tubulointerstitieller Entzündung, wobei in fast 60% der Biopsien mit akuten interstitiellen zellulären Abstoßungszeichen und in sämtlichen 6 als tubulointerstitielle Nephritiden klassifizierten Fällen HSV- und/oder CMV-befallene Zellen nachweisbar waren. Die Beziehung zwischen Virusinfektion und Transplantatabstoßung ist seit langem bekannt, und der pathogenetische Zusammenhang wurde durch zahlreiche Studien erhärtet (David et al. 1972, Lang 1972, Lopez et al. 1974, Pass et al. 1979).

Zur Erklärung dieser Verknüpfung stehen zwei prinzipielle Möglichkeiten offen: Einerseits könnte eine bestehende Abstoßung die latente Virusinfektion reaktivieren. Dieser Mechanismus wird durch die experimentellen Untersuchungen von Olding et al. unterstützt, die zeigten, daß das latente MCMV in B-Lymphozyten durch Stimulation mit allogenen Zellen reaktiviert werden kann (Olding et al. 1975). Andererseits könnte das Virus als unspezifisches Adjuvans die Abstoßungsreaktion auslösen, indem es mit der alloantigenen Stimulation des Immunsystems durch das transplantierte Gewebe synergistisch Effektormechanismen in Gang setzt. Dies könnte entweder durch eine generelle Stimulierung („Enhancement") des Immunsystems (Grundy und Shearer 1984, Grundy und Reid 1985) oder durch eine Interaktion zwischen Virus und Histokompatibilitätsantigenen (Betts und Hanshaw 1977) erfolgen. Für die letztere Möglichkeit spricht die Tatsache, daß Viren in bestimmten Zellen eine verstärkte Expression von HLA-Antigenen induzieren können, möglicherweise über eine erhöhte Freisetzung von Gamma-Interferon aus T-Lymphozyten (Cunningham et al. 1985, Geboes et al. 1985, Massa et al. 1986). Die Assoziation zwischen virusinfizierten Tubuluszellen und tubulointerstitieller Entzündung, entsprechend den oben genannten Ergebnissen, deutet ebenfalls eher auf diesen pathogenetischen Mechanismus hin. Auch wie in einer anderen Studie durch In-situ-Hybridisierung mit CMV-DNA gezeigt werden konnte, besteht zwischen klinischer CMV-Infektion und virusinfizierten Zellen im Transplantat keine Korrelation (Ulrich et al. 1986). Die positive Korrelation von virusinfizierten Tubuluszellen und interstitieller zellulärer Abstoßungsreaktion hingegen spricht für einen direkt am Ort der Infektion wirksamen Effekt als Bindeglied zwischen Virusinfekt und tubulointerstitieller zellulärer Reaktion (Von Willebrand et al. 1986, Ulrich et al. 1987 im Druck).

In diesem Zusammenhang muß erwähnt werden, daß sowohl bei CMV- als auch HSV-Infekten zytotoxische T-Lymphozyten und „natural killer cells", die gegen die virusinfizierten Zellen gerichtet sind, aktiviert werden und somit die weitere Ausbreitung der Erreger eindämmen (Quinnan et al. 1984, Charpentier et al. 1985, Borysiewicz et al. 1985, Yasukawa und Zarling 1985). Beide Zelltypen sind auch die Hauptrepräsentaten der zellulären Immunantwort bei tubulointerstitiellen Abstoßungsformen (Strom et al. 1975, Von Willebrand und Häyry 1978, Hancock et al. 1983, Bradley et al. 1985, Beschorner et al. 1985, Sanfilippo et al. 1985, Bishop et al. 1986). Ferner konnten Platt et al. zeigen, daß das interstitielle Infiltrat in Nieren von Kindern mit congenitaler CMV-Infektion ähnlich wie bei der interstitiellen Nierentransplantatabstoßung zum

Diskussion

überwiegenden Teil aus OKT 8 Zellen (zytotoxische und Suppressorzellen) besteht (Platt et al. 1985).

Obwohl Cameron et al. einen direkten zytopathischen Effekt von CMV auf Tubuluszellen als Ursache für eine Transplantatdysfunktion in Erwägung ziehen, dürfte die interstitielle Abstoßung und die tubulointerstitielle Entzündung bei Virusinfektionen des Transplantatgewebes auf einem ähnlichen immunpathogenetischen Mechanismus beruhen, und eine sichere morphologische Unterscheidung scheint aufgrund der vorliegenden Ergebnisse nicht möglich zu sein. Diese Ansicht wird auch durch experimentelle Studien erhärtet, welche zeigen, daß die Interaktion des T-Zellrezeptors bei der zytotoxischen zellulären Immunantwort mit allogenen Histokompatibilitäts-Antigenen und mit viralen Antigenen auf gleicher Ebene erfolgt (Marrack und Kappler 1986). Wie schon früher erwähnt, ist die morphologische Abgrenzung einer interstitiellen nicht destruierenden Nephritis von einer interstitiellen Transplantatabstoßung in der Biopsie oft schwierig oder unmöglich. In 6 Fällen jedoch wurde aufgrund einer fehlenden „Tubulitis" die Diagnose einer interstitiellen Nephritis der einer Transplantatabstoßung vorgezogen.

Diese 6 Biopsien mit interstitiellen nicht destruierenden Entzündungszeichen könnten somit implizieren, daß in einigen wenigen Fällen trotz Vorhandensein von virusinfizierten Zellen keine „Tubulitis" vorliegen muß, und somit nicht gegen Tubuluszellen gerichtete zytotoxische zelluläre Mechanismen, sondern auf das Interstitium beschränkte Entzündungsvorgänge dominieren können, die sich als mögliche Folge einer fehlenden Expression der HLA-Antigene oder einer anderen differierenden genetischen Konstellation des Immunsystems ergeben. Der beschriebene Zusammenhang zwischen Virusinfektion und tubulointerstitieller Abstoßung scheint vorwiegend bei CMV-Infekten bedeutsam zu sein, da HSV-Antigene alleine ohne CMV-infizierte Zellen vorwiegend im Rahmen von vaskulären Abstoßungsreaktionen gesehen wurden. Ob zwischen HSV-Infektion und vaskulärer Transplantatabstoßung ein direkter kausaler Zusammenhang besteht, ist allerdings aus den vorliegenden Resultaten nicht ersichtlich. HSV-AG wurden stets nur in einzelnen wenigen Zellen an umschriebenen Gewebsarealen nachgewiesen und waren auch in den Biopsien mit vaskulären Abstoßungszeichen mit fokalen mononukleären Infiltraten assoziiert (Abb. 18). Die Ergebnisse zeigen, daß das Transplantat gleichzeitig von verschiedenen Virustypen befallen werden kann. Die an Serienschnitten nachgewiesene unterschiedliche Lokalisation von HSV-Antigen und CMV DNA im Tubulusapparat ein und desselben Biopsiezylinders unterstreicht die Spezifität der verwendeten Methoden. Die hohe Inzidenz von virusinfizierten Zellen im Rahmen von chronischen Abstoßungsreaktionen (70%) erklärt sich als Folge der längeren zeitlichen Exposition der Transplantatpatienten gegenüber Virusinfekten und wird durch die längerdauernde Immunsuppression in dem Zeitintervall zwischen Transplantation und Biopsieentnahme, nach welchen die chronischen Abstoßungszeichen gesehen wurden, verständlich.

Virusbefallene glomeruläre Zellen konnten lediglich in 16 Fällen nachgewiesen werden, und der intraglomeruläre Virusinfekt war nur in 5 Biopsien mit lichtmikroskopisch sichtbaren glomerulären Läsionen vergesellschaftet. Entsprechend einer früheren Studie zeigen die Ergebnisse, daß der glomeruläre Virusbefall mit CMV in Transplantatbiopsien ein äußerst seltenes Ereignis darstellt und daß intraglomeruläre CMV-infizierte Zellen zu keinen signifikanten morphologischen Veränderungen führen (Ulrich et al. 1987 in Druck). In 3 Fällen lag eine Transplantatglomerulitis vor. Die Veränderungen der Transplantatglomerulitis entsprechen weitgehend der von Richardson beschriebenen CMV-assoziierten Glomerulopathie (Richardson et al. 1981). Im Gegensatz zu den von diesen Autoren beschriebenen Fällen zeigten die 3 Biopsien stets eine Endovaskulitis im arteriellen Gefäßsystem, die als vaskuläre Abstoßungsreaktion interpretiert wurde. Auch in der Biopsie mit Veränderungen im Sinne einer Transplantatglomerulopathie wurden Gefäßveränderungen beobachtet, so daß die Glomerulumveränderungen, eher als Folge einer Transplantatabstoßungsreaktion und nicht als spezifische virusassoziierte Glomerulopathie aufzufassen sind. Diese Meinung wird auch durch die Untersuchungen von Herrera et al. unterstützt (Herrera et al. 1986), die anhand von 78

Diskussion

Transplantatbiopsien keinen Hinweis finden konnten, daß die CMV-Glomerulopathie eine Entität darstellt. Vielmehr sollte bei Vorliegen einer Glomerulitis ohne begleitende Gefäßveränderungen an eine besondere Form einer Abstoßungsreaktion gedacht werden, wobei eine durch den Virusinfekt „getriggerte" Abstoßung natürlich nicht ausgeschlossen werden kann (Colvin et al. 1983).

Die Tatsache, daß in unserem Material mehr als 50% der Fälle mit Transplantatglomerulitis auch virusbefallene Tubuluszellen enthalten, könnte vermuten lassen, daß nicht nur die interstitielle Transplantatabstoßung, sondern auch die Transplantatglomerulitis als spezielle Manifestation einer vaskulären Transplantatverwerfung durch Virusinfekte induziert werden kann (Herrera et al. 1986). Die Virusreplikation von CMV innerhalb von Mesangiumzellen, wie sie im Tierexperiment beschrieben wurde (Wehner und Smith 1983), ist im Nierentransplantat aufgrund unserer Ergebnisse sicherlich ein seltenes Ereignis. Die in einem Fall als segmental fokal betonte Glomerulonephritis klassifizierte Veränderung könnte auf einen Immunkomplexmechanismus beruhen. Ob hier die HSV-befallenen glomerulären Mesangiumzellen ein sekundäres Phänomen darstellen oder ob antivirale Antikörper zu einer Immunkomplexbildung in situ Anlaß gegeben haben, kann weder bewiesen noch ausgeschlossen werden.

Immerhin gibt es in der Literatur Hinweise, daß im Rahmen von Virusinfekten Glomerulonephritiden auftreten können (Jensen 1967, Zollinger und Mihatsch 1978). Obwohl in einzelnen Fällen mesangiopathische Glomerulonephritiden im Anschluß an CMV-Infektionen beobachtet wurden (Kantor et al. 1970, David et al. 1972, Ozawa und Stewart 1979) wird durch unsere Untersuchungen die Annahme von Zollinger (Zollinger und Mihatsch 1978) bestätigt, daß CMV-Infekte bei immunsupprimierten Patienten keine charakteristischen Glomerulumveränderungen verursachen.

Auf der Suche nach einer diagnostisch verwertbaren virusinduzierten morphologischen Gewebsveränderung im Transplantat ergab sich ein interessanter Zusammenhang zwischen einer speziellen Form einer interstitiellen Entzündung von granulomartigem Charakter, die in dem den peritubulären Kapillaren benachbarten

Interstitium in der Nierenrinde zu sehen war. Obwohl diese fokalen lymphoid- und epitheloidzelligen Infiltrate nur in einem geringen Prozentsatz aller Biopsien vorhanden waren (19%), wurden sie statistisch signifikant häufiger in Biopsien mit positivem virologischen Befund nachgewiesen, und zwar vorwiegend in Biopsien mit CMV und HSVII-infizierten Tubuluszellen. Epitheloidzellige Granulome sind der morphologische Ausdruck einer verzögerten Hypersensibilitätsreaktion und die Charakterisierung von Lymphozytensubpopulationen mittels monoclonaler Antikörper hat ergeben, daß die lymphozytären Infiltrate in epitheloidzelligen Granulomen bei Sarkoidose und Tuberkulose zum überwiegenden Teil aus OKT 8-positiven zytotoxischen und/oder Suppressorlymphozyten bestehen (Van den Oord et al. 1984). Diese Zusammensetzung des lymphozytären Infiltrates entspricht weitgehend jener, die bei akuten Transplantatabstoßungen und bei CMV-induzierter interstitieller Nephritis beobachtet wurde (Hancock et al. 1983, Platt et al. 1983, Platt et al. 1985). Obwohl in der vorliegenden Studie eine Subklassifizierung der Infiltratzellen nicht vorgenommen wurde, könnten die epitheloidzelligen granulomatösen Herde mit zahlreichen histiozytären Zellen zumindest teilweise den von Sanfilippo et al. beschriebenen fokalen perivaskulären Abstoßungsinfiltraten entsprechen (Sanfilippo et al. 1985). In diesen Infiltraten wurden neben zytotoxischen und/oder Suppressorzellen auch zahlreiche Leu M 3 positive histiozytäre Zellen und Helferlymphozyten identifiziert, und die Autoren interpretierten diese perivaskuläre Anordnung der Leu M 3 und T 4 Zellen als alternative Form eines Abstoßungsmechanismus, der auf einer Antikörper-abhängigen zytotoxischen oder einer verzögerten Hypersensibilitätsreaktion beruht. Viele der histiozytären Elemente innerhalb der granulomatösen Entzündungsherde repräsentieren möglicherweise in das Transplantat eingewanderte „dendritische" Zellen, die als Antigenpräsentierende „passenger" Zellen fungieren (Ishikura et al. 1985). Die granulomatöse Reaktion wurde fast nie isoliert gesehen, sondern war in 95% der Biopsien mit vorwiegend akuten diffusen interstitiellen oder vaskulären Abstoßungsreaktionen vergesellschaftet.

Diskussion

Dies bedeutet, daß diese mit viralen Infekten assoziierte granulomatöse Entzündung Ausdruck einer lokal modifizierten Transplantatabstoßung ist, die aufgrund ihrer geringen Aggressivität gegenüber den benachbarten Tubulusepithelien die Nierenfunktion nicht wesentlich beeinflussen sollte, aber von morphologisch-diagnostischem Wert sein könnte. Die kollagene Faservermehrung in der Peripherie der Herde lassen vermuten, daß nach Abklingen der Entzündung an gleicher Stelle möglicherweise ein fokaler Fibroseherd resultiert, doch wurden diese Folgeveränderungen nicht untersucht und könnten Gegenstand einer Studie an Verlaufsbiopsien sein.

Die geringe Inzidenz der granulomatösen Reaktion in Biopsien im Gegensatz zu dem häufigen Vorkommen virusinfizierter Zellen könnte auf einen „sampling error" zurückzuführen sein.

In den Biopsien mit granulomartiger Entzündung wurde stets nur ein typischer Herd gesehen, woraus geschlossen werden kann, daß die granulomatösen Herde im Nierenparenchym einzeln und unregelmäßig verteilt vorliegen und dementsprechend mit der Biopsie oft nicht erfaßt werden.

Die Resultate beweisen, daß CMV-Infekte nicht nur zu systemischen Infekten in Transplantatpatienten, sondern in vielen Fällen auch mit bestimmten lokalen Vorgängen im Transplantat auf mikroskopischer Ebene in Zusammenhang stehen.

Die durch virale Infekte induzierte HLA-Antigen-Expression und die zytotoxische Lyse von virusinfizierten Zellen ist auch im Hinblick auf die HLA-Typisierung der Spenderorgane von Bedeutung. Der Umstand, daß zytotoxische L-Lymphozyten virale Antigene nur an HLA-identen allogenen Zellen erkennen (Marrak und Kappler 1986, Lindsley et al. 1986), könnte das häufige Auftreten von als interstitielle Abstoßungen klassifizierten tubulointerstitiellen Reaktionen in HLA-kompatiblen Spenderorganen erklären.

Der Vergleich der Biopsien mit morphologisch diagnostiziertem Virusinfekt mit solchen ohne CMV- oder HSV-befallenen Zellen hinsichtlich glomerulärer Immunglobulin- und Komplementablagerungen zeigt, daß glomeruläre Immunglobulin- und

Komplementdepots in Biopsien mit positivem virologischen Befund insgesamt häufiger anzutreffen waren (Tabelle 13), ein statistisch signifikanter Zusammenhang allerdings nur zwischen Virusinfekt und glomerulären, vorwiegend mesangial lokalisierten IgM-Ablagerungen zu verzeichnen ist. Betrachtet man die Beziehung von HSVI-, HSVII- und CMV-infizierten Zellen mit glomerulären IgM-Depots jeweils separat, so ist ersichtlich, daß die Fälle mit positivem CMV-Hybridisierungsergebnis für diese statistisch signifikante Korrelation hauptverantwortlich sind. Die IgM-Ablagerungen waren nur in 31,6% der Biopsien mit virusinfizierten Zellen auch mit lichtmikroskopisch faßbaren glomerulären Läsionen vergesellschaftet. Die überdurchschnittlich häufig immunmorphologisch darstellbaren mesangialen IgM-Depots in Biopsien mit CMV-befallenen Zellen deutet möglicherweise, in Anbetracht der Clearance-Funktion des glomerulären Mesangiums für Makromoleküle, auf eine Erhöhung von IgM-Antikörpern in der Zirkulation im Rahmen von CMV-Infekten hin. Ein erhöhter IgM-Antikörpertiter sowie IgM-Immunkomplexe im Serum, die mit glomerulären IgM-Depots in den Glomerula assoziiert sind, wurden bereits von Baldwin et al. in Nierentransplantatempfängern mit primärer CMV-Infektion beobachtet (Baldwin et al. 1982). Glomeruläre IgM-Ablagerungen fanden sich auch in den von Richardson et al. als CMV-assoziierte Glomerulopathien klassifizierten Fällen (Richardson et al. 1981), während Ozawa et al., in einem Fall einer fokalen mesangioproliferativen Glomerulonephritis bei generalisierter CMV-Infektion das Virusantigen nur in Verbindung mit IgG-, IgA-, C_3- und C_4-Depots in den Glomerula nachweisen konnten (Ozawa und Stewart 1979). Die IgM-Ablagerungen in den Glomerula könnten einerseits Folge einer spezifisch gegen CMV gerichteten IgM-Antikörperantwort oder Ausdruck eines allgemein erhöhten IgM-Titers im Serum sein. Die letztere Möglichkeit wird vor allem durch Untersuchungen gestützt, die zeigten, daß CMV-Infekte in genetisch prädisponierten Transplantatempfängern zu einem verstärkten Auftreten von IgM-Lymphozytotoxinen und Rheumafaktoren führen (Baldwin et al. 1983). Die Autoren ziehen auch die Möglichkeit in Erwägung, daß die Anwesenheit von

Diskussion

Lymphozytotoxinen und Rheumafaktoren im Serum die Produktion oder die Aktivität von Anti-CMV-Antikörpern hemmen könnte. Obwohl eine Koinzidenz zwischen dem Auftreten von virusinduzierten IgM-Antikörpern und einer Transplantatfunktionsverschlechterung besteht (Chalopin und Rifle 1979), läßt sich weder aus diesen früheren Studien noch anhand unserer Ergebnisse direkt beweisen, daß die IgM-Depots im Mesangium an der Transplantatdysfunktion kausal beteiligt sind. Nur in den Fällen, in welchen die IgM-Ablagerungen mit sichtbaren glomerulären Läsionen, wie Transplantatglomerulitis, -Glomerulopathie und Glomerulonephritis, vergesellschaftet waren, kann angenommen werden, daß die Glomerulumveränderungen die Nierenfunktion zumindest partiell negativ beeinflußt haben. Auch die immunmorphologischen Biopsiebefunde von 20 Patienten mit klinisch manifester aktiver CMV-Infektion zeigten gegenüber jenen von Patienten ohne aktive CMV-Infektion häufiger intraglomeruläre IgM-Ablagerungen, obwohl sich der Unterschied als statistisch nicht signifikant erwies. Dies könnte jedoch auch auf die geringe Fallzahl zurückzuführen sein.

Aufgrund der Tatsache, daß sowohl glomeruläre IgM-Ablagerungen als auch interstitielle granulomatöse Herde mit dem Vorkommen von CMV- und/oder HSV-infizierten Zellen im Transplantat in einem statistisch signifikanten Verhältnis stehen, wurde die Beziehung zwischen IgM-Depots und granulomatöser Reaktion untereinander untersucht. Aus Abbildung 24 ist ersichtlich, daß beide Läsionen nur in 10,6% aller immunmorphologisch untersuchten Biopsien mit positivem Virusnachweis anzutreffen waren. Diese Resultate zeigen, daß einerseits beide Veränderungen für sich zwar in hohem Maße mit einer CMV- und/oder HSV-Infektion des Transplantatgewebes vergesellschaftet sind, aber andererseits IgM-Ablagerungen und tubulointerstitielle granulomatöse Herde nur selten gemeinsam vorkommen und somit eher sich einander ausschließende Phänomene darstellen. Der Grund dafür muß vorerst spekulativ bleiben. Möglicherweise liegt eine unterschiedlich genetisch determinierte Immunantwort des Transplantatempfängers zugrunde. Baldwin et al. konnten zeigen, daß während aktiven

CMV-Infekten IgM-Lymphozytotoxine vorwiegend bei Patienten mit HLA-DR$_3$- oder HLA DR$_7$-Genen auftreten (Baldwin et al. 1983). Die granulomatöse Reaktion als Ausdruck eines zellabhängigen Immunmechanismus ist möglicherweise mit einem anderen Genotypus assoziiert.

Zusammenfassend kann gesagt werden, daß CMV- und/oder HSV-Infekte im Transplantat zu unspezifischen aber charakteristischen Veränderungen im tubulointerstitiellen Raum einerseits und in den Glomerula andererseits führen können, wobei die intraglomerulären IgM-Ablagerungen ohne lichtmikroskopisch klar definierte glomeruläre Läsionen und die perikapilläre granulomatöse Reaktion als diagnostische Zusatzinformationen bei der Beurteilung von Nierentransplantatbiopsien dienen können. Obwohl HSV-Antigene im Nierenparenchym vorkommen können, geht aus den vorliegenden Ergebnissen hervor, daß den CMV-Infekten bezüglich Auslösung von mit einer Transplantatdysfunktion verknüpften pathologischen Veränderungen eine größere Bedeutung zukommt. Eine Beurteilung von anderen DNA- oder RNA-Viren an der Genese pathologischer Immunreaktionen im Transplantat könnte durch weitere Studien und Kombination von Hybridisierungstechniken mit immunmorphologischen Methoden bewiesen oder ausgeschlossen werden.

Der Wert einer elektronenmikroskopischen Untersuchung von Nierentransplantatbiopsien kommt durch den relativ hohen Prozentsatz (41%) zum Ausdruck, in welchen mit Hilfe der ultrastrukturellen Untersuchung relevante Zusatzinformationen erhalten wurden. So war die Elektronenmikroskopie in zwei Fällen von akuten vaskulären Transplantatabstoßungen, in 9 Fällen mit Transplantatglomerulitis bzw. -glomerulopathie und in 6 Fällen von akuten interstitiellen Transplantatabstoßungen für die endgültige Diagnose ausschlaggebend. Der Grund mag daran liegen, daß die diagnostischen Läsionen nur in den für die elektronenmikroskopische Untersuchung vorgesehenen Gewebsstück vorhanden waren oder daß sie rein lichtmikroskopisch nicht als repräsentativ angesehen wurden. Dies gilt insbesondere für milde Formen von Transplantatglomerulopathien, wobei eine geringe Verbreiterung der

Lamina rare interna rein lichtoptisch übersehen werden kann. In der Beurteilung der morphologischen CSA-Toxizitätszeichen brachte die ultrastrukturelle Untersuchung nur in einigen wenigen Fällen eine Zusatzinformation.

Vor allem für die Diagnose von glomerulären Erkrankungen im Transplantat ist die elektronenmikroskopische Untersuchung oft unerläßlich. So wurde in 5 von 15 Fällen die Glomerulonephritis im Transplantat elektronenoptisch verifiziert und konnte somit erst auf ultrastruktureller Basis von einer Transplantatglomerulitis oder Glomerulopathie abgegrenzt werden.

Herpes-Virus befallene Tubuluszellen wurden elektronenmikroskopisch nur in 7 Fällen nachgewiesen. Diese geringe Inzidenz im Gegensatz zu den Ergebnissen, die mit Hilfe der In-situ-Hybridisierungstechnik erhalten wurden, könnte einerseits auf einen „sampling-error" zurückzuführen sein, wobei repräsentative umschriebene virusbefallene Gewebsareale in dem relativ kleinen elektronenoptisch untersuchten Parenchymabschnitt nur selten getroffen werden. Andererseits wird bei jeder elektronenmikroskopischen Untersuchung das Hauptaugenmerk nicht auf die Veränderungen im tubulointerstitiellen Gewebe, sondern auf Läsionen, die die Glomerula betreffen, gelegt. Letztere sind, wie die vorliegenden Resultate zeigen, nur außerordentlich selten von Viren direkt betroffen, so daß durch eine umfassendere Untersuchung der Tubulusepithelien Viruspartikel elektronenmikroskopisch vielleicht häufiger entdeckt werden könnten.

Durch die vorliegenden Untersuchungsergebnisse kann bestätigt werden, daß die histologische Begutachtung von Nierentransplantatbiopsien durch immunmorphologische, histochemische und elektronenoptische Untersuchungen ergänzt werden sollte, wobei neben herkömmlichen Antikörpern auch die Verwendung von Antikörpern gegen virale Antigene sowie die In-situ-Hybridisierungstechnik mit viralen DNA- oder RNA-Proben wesentliche Zusatzinformationen bezüglich der Pathogenese von morphologischen Veränderungen im Transplantat liefern können und dadurch neue Richtlinien für die Therapie von Nierentransplantatempfängern etabliert werden könnten. Die auf anderen Gebieten der

Diskussion

Pathologie bereits weit verbreitete morphologische Diagnostik von Virusinfektionen würde somit auch in der Transplantations- und Nephropathologie fruchtbare Ergebnisse liefern (Seifert et al. 1984). Es ist bekannt, daß die transplantierte Niere die häufigste und wichtigste Infektionsquelle für postoperative CMV-Infektionen darstellt (Ho et al. 1975, Pass et al. 1978, Bruning et al. 1986). Durch den Nachweis von virusinfizierten Zellen in der Spenderniere vor der Transplantation könnte die Übertragung der Erreger auf seronegative Empfänger verhindert werden. Die mit schwerwiegenden Folgen für den Patienten verbundenen Primärinfekte nach Einsetzen der immunsuppressiven Therapie könnte dadurch verhindert werden. Obwohl Viren der Herpes-Gruppe sicherlich die größte Bedeutung bei transplantierten Patienten zukommt, könnte der Nachweis von anderen Viren mit neuen DNA- oder RNA-Proben Gegenstand weiterer Studien sein. Der Ausbreitungsmodus der Viren sowie die Beziehung zwischen Viruslokalisation, HLA-Antigenexpression und lokalen immunologischen Abwehrmechanismen innerhalb des allogenen Spenderorgans könnte die Grundlage weiterer experimenteller Forschungsarbeiten bilden.

Literatur

Advisory Committee to the Renal Transplant Registry (1975): The 12th report of the human renal transplant registry. J Am Med Ass 233: 787—796

Andres GA, Accinni L, Hsu KC, Penn J, Porter KA, Randall JM, Seegal BC, Starzl RE (1970): Human renal transplants: III. Immunopathologic studies. Lab Invest 22: 588—604

Andres GA, McCluskey RT (1975): Tubular and interstitial renal disease due to immunologic mechanisms. Kidney Int 7: 271—289

Baldwin III WM, Van Es A, Valentijn RM, Van Gemert GW, Daha MR, Van Es LA (1982): Increased IgM and IgM immune complex-like material in the circulation of renal transplant recipients with primary cytomegalovirus infections. Clin Exp Immunol 50: 515—524

Baldwin III WM, Claas FHJ, Van Es A, Westedt WL, Van Gemert G, Daha MR, Van Es LA (1983): Renal graft dysfunction during infection with cytomegalovirus: association with IgM lymphocytotoxins and HLA-DR$_3$ and DR$_7$. Br Med J 287: 1332—1334

Baldwin III WM, Henny FC, Van Gemert GW, Claas FHJ, Westedt ML, Paul LC, Daha MR, Van Es LA (1985): Distinctions between cytomegalovirus-related graft loss and rejection. Transplant Proc 17: 2600—2603

Beaufils H, Gubler MC, Karam J, Gluckman JC, Legrain M, Kuss R (1977): Dense deposit disease: long term follow-up of three cases of recurrence after transplantation. Clin. Nephrol 7: 31—39

Bennet WM (1985): Basic mechanisms and pathophysiology of ciclosporine nephrotoxicity. Transplant Proc 17: 297—302

Berger J, Yaneva H, Nabarra B, Barbanel C (1975): Recurrence of mesangial deposition of IgA after renal transplantation. Kidney Int 7: 232—241

Bergstrand A, Bohman SO, Farnsworth A, Gokel JK, Krause PH, Lang W, Mihatsch MJ, Oppedal B, Sell S, Sibley RK, Thiru S, Verani R, Wallace AC, Zollinger HU (1985): Renal histopathology in kidney transplant recipients immunosuppressed with cyclosporin A: results of an international workshop. Clin Nephrol 24: 107—119

Beschorner B, Burdick JF WE, Williams GM, Solez K (1985): The presence of Leu-7-reactive lymphocytes in renal allografts undergoing acute rejection. Transplant Proc 17: 618—622

Betts RF, Hanshaw JB (1977): Cytomegalovirus (CMV) in the compromised host(s). Ann Rev Med 28: 103

Billingham RE, Brent L, Bedawar PB (1954): Quantitative studies on tissue transplantation immunity. II. The origin, strength, and duration of actively and adoptively transferred immunity. Proc R Soc Lond 143: 58

Bishop GA, Hall BM, Duggin GG, Horvath JS, Sheil AGR, Tiller DJ (1986): Immunopathology of renal allograft rejection analyzed with monoclonal antibodies to mononuclear cell markers. Kidney Int 29: 708—717

Blair JT, Thompson AW, Whiting PH, Davidson RJL, Simpson JC (1982): Toxicity of the immune suppressant cyclosporin A in the rat. J Pathol 138: 163—168

Bohman SO, Klintmalm G, Ringdén O, Sundelin B, Wilczek H (1985): Interstitial fibrosis in human kidney grafts after 12 to 46 months of cyclosporine therapy. Transplant Proc 17: 1168—1171

Bonsib SM, Ercolani L, Ngheim D, Hamilton HE (1985): Recurrent thrombotic microangiopathy in a renal allograft. Am J Med 79: 520—527

Borel JF (1981): Pharmacology and pharmacokinetics of cyclosporin A. Transpl Clin Immunol 13: 3—6

Borel JF (1982). The history of cyclosporin A and its significance. In: White DJG (ed) Cyclosporin A. Elsevier/Biomedical, pp 5—17

Borysiewicz LK, Rodgers B, Morris S, Graham S, Sissons JGP (1985): Lysis of human cytomegalovirus infected fibroblasts by natural killer cells: demonstration of an interferon-independent component requiring expression of early viral proteins and characterization of effector cells. J Immunol 134: 2695—2701

Bradley JA, Mason DW, Morris PJ (1985): Evidence that rat renal allografts are rejected by cytotoxic T-cells and not by nonspecific effectors. Transplantation 39: 169—175

Brigati DJ, Myerson D, Leary JJ, Spalholz B, Travis SZ, Fong CKY, Hsiung GD, Ward DC (1983): Detection of viral genomes in cultured cells and paraffin-embedded tissue sections using biotin-labeled hybridization probes. Virology 126: 32—50

Brophy D, Najarian JS, Kjellstrand CM (1980): Acute tubular necrosis after renal transplantation. Transplantation 29: 245—248

Bruning JH, Bruggeman CA, Van Boven CPA, Van Breda Vriesman PJC (1986): Passive transfer of cytomegalovirus by cardiac and renal organ transplants in a rat model. Transplantation 41: 695—698

Busch GJ, Reynolds ES, Galvanek EG, Braun WE, Dammin GJ (1971): Human renal allografts: the role of vascular injury in early grafts failure. Medicine 50: 29—79

Calne RY (1980): Cyclosporin. Nephron 26: 57—63
Calne RJ, White DJG, Thiru S, Evans DB, McMaster P, Dunn EC, Craddock GN, Pentlow DB, Rolles K (1978): Cyclosporin A in patients receiving renal allografts from cadaver donors. Lancet ii: 1323—1327
Cameron J, Rigby RJ, Van Deth AG, Petrie JJB (1982): Severe tubulointerstitial desease in a renal allograft due to cytomegalovirus infection. Clin Nephrol 18: 321—325
Canadian Multicentre Transplant Study Group (1983): A randomized clinical trial of cyclosporine in cadaveric renal transplantation. New Engl J Med 14: 809—815
Carroll RNP, Chisholm GD, Shackman R (1969): Factors influencing early function of cadaver renal transplants. Lancet ii: 551—552
Cerilli J, Brasile L, Galouzis T, Lempert N, Clarke J (1985): The vascular endothelial cell antigen system. Transplantation 39: 286—289
Chalopin JM, Rifle G (1979): Role of cold lymphocytotoxic antibodies (CLA) in human allograft recipients. Transplant Proc 11: 1271—1273
Charpentier B, Espinosa O, Martin B, Fries D (1985): T Cell Immunity against cytomegalovirus modifies self-major histocompatibility complex antigens in kidney transplant recipients. Transplant Proc 17: 161—162
Cheigh JS, Soliman M, Mouradian J et al. (1981): Focal segmental glomerulosclerosis in kidney transplants. Transplant Proc 13: 125—127
Chow SS, Thorner P, Baumal R, Wilson DR (1986): Cyclosporine and experimental renal ischemic injury. Transplantation 41: 152—156
Claesson K, Forsum U, Tufveson G, Wahlberg J (1986): Expression of HLA-DR and -DQ antigens on cells in normal and transplanted kidneys. Transplant Proc 18: 9—12
Colvin RB, Cosimi AB, Burton RC, Delmonico FL, Jaffer G, Rubin RH, Tolkoff-Rubin NE, Giorgi JV, McCluskey RT, Russell PS (1983): Circulation T-cell subsets in 72 human renal allograft recipients: The OKT 4+/OKT 8+ cell ratio correlates with reversibility of graft injury and glomerulopathy. Transplant Proc 15: 1166—1169
Cotran RS (1981): Pathogenetic mechanisms in the progression of reflux nephropathy: the roles of glomerulosclerosis and extravasation of Tamm-Horsfall protein. Proceedings of the 8th international congress of nephrology, Athens, p 374
Cunningham AL, Turner RR, Miller AC, Para MF, Merigan TC (1985): Evolution of recurrent herpes simplex lesions. An immunohistologic study. J Clin Invest 75: 226—233
Dalhoff K, Dennin RH, Schulz E, Sack K, Hoyer J (1985): Herpes-simplex-Infektionen nach Nierentransplantation unter Immunsuppression mit Ciclosporin. Dtsch Med Wochenschr 110: 1279—1283

David DS, Millian SJ, Whitsell JC, Schwartz GH, Riggio RR, Stenzel KH, Rubin AL (1972): Viral syndromes and renal homograft rejection. Ann Surg 175: 257—259

Decastello A (1902): Über experimentelle Nierentransplantation. Wien Klin Wochenschr 12: 317

Dummer JS, Hardy A, Poorsattar A, Ho M (1983): Early infections in kidney, heart and liver transplant recipients on cyclosporine. Transplantation 36: 259—267

Dutko FJ, Oldstone MB (1981): Cytomegalovirus causes latent infection in undifferentiated cells and is activated by induction of cell differentiation. J Exp Med 154: 1636—1651

Dyck RF, Kappell JE, Sheridan D, Card RT (1986): Reversible cyclosporine-associated hemolytic uremic syndrome in a renal transplant recipient: a role for a platelet aggregating factor? Transplant Proc 18: 228—229

European Multicentre Trial (1982): Cyclosporin A as new immunosuppressive agent in recipients of kidney allografts from cadaver donors. Lancet ii: 57—60

Farnsworth A, Hall BM, Kirwan P, Bishop GA, Duggin GC, Goodman B, Horvath J, Johnson J, Ng A, Sheil AGR, Tiller DJ (1983): Pathology in renal transplant patients treated with cyclosporine. Transplant Proc 15: 2852—2854

Farnsworth A, Hall BM, Ng ABP, Duggin GG, Horvath JS, Sheil AGR, Tiller DJ (1984): Renal biopsy morphology in renal transplantation. Am J Surg Pathol 8: 243—252

French ME, Thompson JF, Hunnisett AGW, Wood RFM, Morris PJ (1983): Impaired function of renal allografts during treatment with cyclosporin-A: nephrotoxicity or rejection? Transplant Proc 15: 485—488

Galle P, Hinglais N, Crosvier J (1971): Recurrence of an original glomerular lesion in three allografts. Transplant Proc 3: 368—370

Geboes K, Rutgeerts P, Stessens L, Vantrappen G, Desmet V (1985): Expression of MHC Class II antigens by oesophageal epithelium in herpes simplex oesophagitis. Histopathology 9: 711—718

Glenn J (1981): Cytomegalovirus infections following renal transplantation. Rev Infect Dis 3: 1151—1178

Gowans JL, McGregor DD, Cowen DM, Ford CE (1962): Initiation of immune responses by small lymphocytes. Nature 196: 651—655

Grundy JE, Shearer GM (1984): The effect of cytomegalovirus infection on the host response to foreign and hapten-modified self histocompatibility antigens. Transplantation 37: 484—490

Grundy JE, Reid MF (1985): The effect of primary and secondary infection with cytomegalovirus on the host response to alloantigens. Transplant Proc 17: 592—594

Gurley KE, Lowry RP, Forbes RDC (1983): Immune mechanisms in organ allograft rejection. II. T helper cells, delayed-type hypersensitivity, and rejection of renal allografts. Transplantation 36: 401—405

Hall BM, Duggin GG, Philips J, Bishop GA, Horvath JS, Tiller DJ (1984): Increased expression of HLA-DR antigens on renal tubular cells in renal transplants: relevance to the rejection response. Lancet ii: 247—251

Hall BM, Tiller DJ, Duggin GG, Horvath JS, Farnsworth A, May J, Johnson JR, Sheil AGR (1985): Post-transplant acute renal failure in cadaver renal recipients treated with cyclosporine. Kidney Int 28: 178—186

Hall BM, McKenzie IFC (1985): Cytotoxic cells may not be necessary for graft rejection. Transplant Proc 17: 1555—1557

Hamilton DV, Evans DB, Thiru S: Toxicity of cyclosporin A in organ grafting

Hancock WW, Thomson NM, Atkins RC (1983): Composition of interstitial cellular infiltrate identified by monoclonal antibodies in renal biopsies of rejecting human renal allografts. Transplantation 35: 458—463

Hart DNJ, Fabre JW (1981): Demonstration and characterization of Ia-positive dendritic cells in the interstitial connective tissues of rat heart and other tissues, but not brain. J Exp Med 153: 347—361

Herbertson BM, Evans DB, Calne RY, Banerjee AK (1977): Percutaneous needle biopsies of renal allografts: the relationship between morphological changes present in biopsies and subsequent allograft function. Histopathology 1: 161—178

Herrera GA, Alexander RW, Cooley CF, Luke RG, Kelly DR, Curtis JJ, Gockerman JP (1986): Cytomegalovirus glomerulopathy: a controversial lesion. Kidney Int 29: 725—733

Hinglais N, Kazatchkine MD, Charron DJ, Appay MD, Mandet C, Paing M, Bariety J (1984): Immunohistochemical study of Ia antigen in the normal and diseased human kidney. Kidney Int 25: 544—550

Ho M, Suwansirikul S, Dowling JN, Youngblood LA, Armstrong JA (1975): The transplanted kidney as a source of cytomegalovirus infection. New Engl J Med 293: 1109—1112

Hoyer JR, Raji L, Vernier RL (1972): Recurrence of idiopathic nephrotic syndrome after renal transplantation. Lancet ii: 343

Humes HD, Jackson NM, O'Connor RP, Hunt DA, White MD (1985): Pathogenetic mechanisms of nephrotoxicity: insights into cylcosporine nephrotoxicity. Transplant Proc 17: 51—61

Ishikura H, Natori T, Aizawa M (1985): Nonphagocytotic, Ia-bearing cells of host origin in acutely rejected rat renal allografts. Transplantation 39: 561—564

Jensen MM (1967): Viruses and kidney disease. Am J Med 43: 897

Jensen H, Ladefoged J (1976): Influence of warm and cold ischemia time on initial function and one-year suvival of renal allografts. Clin Nephrol 5: 256—259

Kanich, RE, Craighead JE (1966): Cytomegalovirus infection and cytomegalic inclusion disease in renal homotransplant recipients. Am J Med 40: 874—882

Kantor GL, Goldberg LS, Lamar Johnson B, Derechin MM, Barnett EV (1970): Immunologic abnormalities induced by postperfusion cytomegalovirus infection. Ann Int Med 73: 553—558

Keown PA, Ulan RA, Wall WJ, Stiller CR, Sinclair NR, Carruthers G, Howson W (1981): Immunological and pharmacological monitoring in the clinical use of cyclosporin A. Lancet i: 686—689

Kieff E, Hoyer B, Bahenheimer S, Roizman B (1972): J Virol 9: 738—745

Kincaid-Smith P (1975): Glomerular and vasular lesions in chronic atrophic pyelonephritis and reflux nephropathy. Adv Nephrol 5: 3—12

Kincaid-Smith P (1975): Glomerular lesions in atrophic pyelonephritis and reflux nephropathy. Kidney Int 8: 81

Kirste G, Wilms H, Hörl W, Steinhauer HB (1985): Schwere Hämolyse bei immunsuppressiver Therapie mit Cyclosporin A nach Nierentransplantation. Dtsch Med Wochenschr 110: 655—656

Kirwan PD, Baxter CR, Duggin GG, Hall BM, Horvath JS, Sheil AGR, Tiller DJ (1981): Giant mitochrondria, renal transplant biopsy and cyclosporin A. Lancet ii: 146

Klassen J, Andres GA, Brennan JC, McCluskey RT (1972): An immunologic renal tubular lesion in man. Clin Immunol Immunopathol 1: 69—75

Klintmalm G, Bergstrand A, Ringden O, Wasserman J, Collste H, Lundgren G, Wilczek H, Groth C-G (1983): Graft biopsy for the differentiation between nephrotoxicity and rejection in cyclosporin-A-treated renal transplant recipients. Transplant Proc 15: 493—496

Klintmalm G, Sundelin B, Bohman SO, Wilczek H (1984): Interstitial fibrosis in renal Allografts after 12 to 46 months of cyclosporin treatment: beneficial effect of low doses in early post-transplantation period. Lancet ii: 950—954

Kolbeck PC, Tatum AH, Sanfilippo F (1984): Relationships among the histologic pattern intensity, and phenotypes of T-cells infiltrating renal allografts. Transplantation 38: 709—713

Koponen M, Loor F (1983): Cytoplasmic lipid droplets as the possible eventual cellular fate of active forms of cyclosporin. Exp Cell Res 149: 499—512

Kurtz JB, Thompson JF, Ting A, Pinto A, Morris PJ (1984): The problem of cytomegalovirus infection in renal allograft recipients. Quart J Med 211: 341—349

Laberke HG, Bohle A (1980): Acute interstitial nephritis. Correlations between clinical and morphological findings. Clin Nephrol 14: 263—273

Lang DJ (1972): Cytomegalovirus infections in organ transplantation and post-transfusion, an hypothesis. Arch Ges Virusforsch 37: 365

Leithner C, Sinzinger H, Pohanka E, Schwarz M, Kretschmer G, Syré G (1983): Occurrence of hemolytic uremic syndrome under cyclosporine treatment: accident or possible side effect mediated by a lack of prostacyclin-stimulating plasma factor? Transpl Proc [Suppl] 1: 2787—2789

Levy M, Guesry P, Loirat C, Dommergues JP, Nivet H, Habib R (1979): Immunologically mediated tubulo-interstitial nephritis in children. Interstit Nephropath 16: 132—141

Lindsley MD, Torpey III DJ, Rinaldo CR (1986): HLA-DR-restricted cytotoxicity of cytomegalovirus-infected monocytes mediated by Leu-3-positive T cells. J Immunol 136: 3045—3051

Lopez C, Simmons RL, Mauer SM, Najarian JS, Good RA (1974): Association of renal allograft rejection with virus infections. Am J Med 56: 280—288

Marrack P, Kappler J (1986): The T cell and its receptor. Scientific American 254: 2, 28—37

Maryniak RK, First MR, Weiss MA (1985): Transplant glomerulopathy: Evolution of morphologically distinct changes. Kidney Int 27: 799—806

Massa PT, Dörries R, Ver Meulen V (1986): Viral particles induce Ia antigen expression on astrocytes. Nature 320: 543—546

Matas AJ, Sibley R, Mauer M, Sutherland DER, Simmons RL, Najarian JS (1983): The value of needle renal allograft biopsy. Ann Surg 197: 226—237

Mathew TH, Mathews DC, Hobbs JB, Kincaid-Smith P (1975): Glomerular lesions after renal transplantation. Am J Med 59: 177—190

McCluskey R (1983): Immunologically mediated tubulinterstitial nephritis. In: Cotran R, Brenner BM, Stein JH (eds) Tubulointerstitial nephropathies. Churchill Livingstone, pp 121—149

Merion RM, White DJG, Thiru S, Evans DB, Calne RY (1984): Cyclosporine: five years' experience in cadaveric renal transplantation. New Engl J Med 310: 148—154

Metselaar HJ, Rothbarth PhH, Wenting GJ, Vaessen LB, Masurel N, Jeekel J, Weimar M (1986): Mononuclear subsets during cytomegalovirus disease in renal transplant recipients treated with cyclosporine and rabbit antithymocyte globulin. J Med Virol 19: 95—100

Mihatsch MJ, Epper R (1977): Technische Verarbeitung von Nierenbiopsien. Schweiz Z Med Techn Lab Pers 4: 407—415

Mihatsch MJ, Thiel G, Spichtin HP, Oberholzer M, Brunner FP, Harder F, Olivieri V, Bremer R, Ryffel B, Stöcklin E, Torhorst J, Gudat F, Zollinger HU, Loertscher R (1983): Morphological findings in kidney transplants after treatment with cyclosporine. Transplant Proc 15: 2821—2835

Mihatsch MJ, Thiel G, Basler V, Ryffel B, Landmann J, Von Overbeck J, Zollinger HU (1985): Morphological patterns in cyclosporine-treated renal transplant recipients. Transplant Proc 17: 101—116

Myers BD, Ross J, Newton L, Luetscher J, Perlroth M (1984): Cyclosporine-associated chronic nephropathy. New Engl J Med 311: 699—705

Myerson D, Hackman RC, Nelson JA, Ward DC, McDougall JK (1984): Widespread presence of histologically occult cytomegalovirus. Hum Pathol 15: 430—439

Neild GH, Ivory K, Williams DG (1983): Glomerular thrombi and infarction in rabbits with serum sickness following cyclosporine therapy. Transplant Proc 15: 2782—2786

Neild GH, Reuben R, Hartley RB, Cameron JS (1985): Glomerular thrombi in renal allografts associated with cyclosporin treatment. J Clin Path 38: 253—258

Olding LB, Jensen FC, Oldstone MBA (1975): Pathogenesis of cytomegalovirus infection. I. Activation of virus from bone marrow-derived lymphocytes by in vitro allogenic reaction. J Exp Med 141: 561—572

Olson JL, de Urdaneta AG, Heptinstall RH (1985): Glomerular hyalinosis and its relation to hyperfiltration. Lab Invest 52: 387—398

Ozawa T, Stewart JA (1979): Immune-complex glomerulonephritis associated with cytomegalovirus infection. Am J Clin Pathol 72: 103—106

Parfrey PS, Kuo Y-L, Hanley JA, Knaack J, Xue Z, Lisbona R, Guttmann RD (1984): The diagnostic and prognostic value of renal allograft biopsy. Transplantation 38: 586—590

Parfrey PS, Hollomby DJ, Gilmore NJ, Knaack J, Schur PH, Guttmann RD (1984): Glomerular sclerosis in a renal isograft identical twin donor. Transplantation 38: 343—346

Parfrey PS, Kuo Y-L, Hanley JA, Knaack J, Guttmann RD (1985): The prognostic value of renal allograft biopsy in acute rejection. Transplant Proc 17: 1951—1954

Pass RF, Long WK, Whitley RJ, Soong SJ, Diethelm AG, Reynolds DW, Alford Jr CA (1978): Productive infection with cytomegalovirus and herpes simplex virus in renal transplant recipients: role of source of kidney. J Infect Dis 137: 556—563

Pass RF, Whitely RJ, Diethelm AG, Whelchel JD, Reynolds DW, Alford CA (1979): Outcome of renal transplantation in patients with primary cytomegalovirus infection. Transplant Proc 11: 1288—1290

Peterson PK, Rynasiewicz JJ, Simmons RL, Ferguson RM (1983): Decreased incidence of overt cytomegalovirus disease in renal allograft recipients receiving cyclosporine-A. Transplant Proc 15: 457—459

Petterson E, Honkanen E, Törnroth T (1985): Recurrence of IgA nephropathy with nephrotic syndrome in renal allograft. Nephron 41: 114—117

Platt JL, Ferguson RM, Sibley RK, Gajl-Peczalska KJ, Michael AF (1983): Renal interstitial cell populations in cyclosporine nephrotoxicity. Identification using monoclonal antibodies. Transplantation 36: 343—346

Platt JL, Sibley RK, Michael AF (1985): Interstitial nephritis associated with cytomegalovirus infection. Kidney Int 28: 550—552

Porter KR, Starnes DM, Hamilton JD (1985) Reactivation of latent murine cytomegalovirus from kidney. Kidney Int 28: 922—925

Powles RL, Clink JM, Spence D, Morgenstern G, Watson JG, Selby PJ, Woods M, Barrett A, Jameson B, Sloane J, Lawler SD, Kay HIM, Lawson D, Wain TJM, Alexander P (1980): Cyclosporin A to prevent graft versus host disease in man after allogeneic bone marrow transplantation. Lancet i: 327—329

Quinnan GV, Burns WH, Kirmani N, Rook AH, Manischewitz J, Jackson L, Santos GW, Saral R (1984): HLA-restricted cytotoxic T lymphocytes are an early immune response and important defense mechanism in cytomegalovirus infections. Rev Infect Dis 6: 156—163

Remuzzi G, Misiani R, Marchesi D, et al. (1978): Haemolytic uraemic syndrome: deficiency of plasma factor(s) regulating prostacyclin activity. Lancet ii: 871—872

Reynolds ES (1963): The use of lead citrate at high pH as an electronopaque stain in electron microscopy. J Cell Biol 17: 208

Richardson WP, Colvin RB, Cheeseman SH, Tolkoff-Rubin NE, Herrin JT, Cosimi AB, Collins AB, Hirsch MS, McCluskey RT, Russell PS, Rubin RH (1981): Glomerulopathy associated with cytomegalovirus viremia in renal allografts. New Engl J Med 305: 57—63

Rivolta E, Ponticelli C, Imbasciati E, Vegeto A (1983): De novo focal glomerular sclerosis in an identical twin renal transplant recipient. Transplantation 35: 328—331

Rubin RH, Cosimi AB, Hirsch MS, Herrin JT, Russel PS, Tolkoff-Rubin NE (1981): Effects of antithymocyte globulin on cytomegalovirus infection in renal transplant recipients. Transplantation 31: 143—145

Rubin RH, Tolkoff-Rubin NE (1982): Viral infection in the renal transplant patient. Proc EDTA 19: 513—526

Rüger R, Borkamm GW, Fleckenstein B (1984) Human cytomegalovirus DNA sequences with homologies to the cellular genome. J Gen Virol 65: 1351—1364

Ryffel, Thiel K, Wonigeit K (1985): Renal histopathology in kidney transplant recipients immunsuppressed with cyclosporin A: results of an international workshop. Clin Nephrol 24: 107—119

Sanfilippo F, Kolbeck PC, Vaughn WK, Bollinger RR (1985): Renal allograft cell infiltrates associated with irreversible rejection. Transplantation 40: 679—685

Schneider TM, Kupiec-Weglinski JW, Towpik E, Strom TB, Tilney NL (1986): Studies on mechanisms of acute rejection of vascularized organ allografts. Hum Immunol 15: 320—329

Seifert G, Löning Th, Hoepfner I (1984): Morphologische Diagnostik bei Virusinfektionen. Pathologe 5: 326—342

Shimamura T, Morrison AB (1975) A progressive glomerulosclerosis occurring in partial five-sixths nephrectomized rats. Am J Pathol 79: 95—106

Shulman H, Striker G, Deeg HJ, Kennedy M, Storb R, Thomas ED (1981): Nephrotoxicity of cyclosporin A after allogeneic marrow transplantation. New Engl J Med 305: 1392—1395

Sibley RK, Ferguson RM, Sutherland DER, Simmons RL, Najarian JS (1983): Morphology of cyclosporine nephrotoxicity and of acute rejection in cyclosporine-prednisone immunosuppressed renal allograft recipients. Transplant Proc 15: 2836—2841

Siegl H, Ryffel B, Petric R, Shoemaker P, Muller A, Donatsch P, Mihatsch M (1983): Cyclosporine-A, renin-angiotensin-aldosterone system and renal adverse reactions. Transplant Proc 1 5/4 [Suppl] 1: 503—509

Smith JD, De Harven E (1973): Herpes simplex virus and human cytomegalovirus replication in WI-38 cells. I. Sequence of viral replication. J Virol 12: 919—930

Smith JD, De Harven E (1974): Herpes simplex virus and human cytomegalovirus replication in WI-38 cells. II. An ultrastructural study of viral penetration. J Virol 14: 945—956

Steinman RM (1981): Dendritic cells. Transplantation 31: 151—155

Sterling WA, Turner ME, Aldrete JS, Morgan JM, Shaw JF, Diethelm AG (1977): Cadaver kidney preservation: effect of ischemia, preservation method and other factors on subsequent function. Transplantation 23: 98—100

Strom TB, Tilney NL, Carpenter CB, Busch GJ (1975): Identitiy and cytotoxic capacity of cells infiltrating renal allografts. N Engl J Med 292: 1257—1263

Sutton RNP, Christophers J, Ganncliffe A, Anderson H, Itzhaki RF, Saldanha J (1985): Virus infections in immunocompromised patients: their importance and their management. J Roy Soc Med 78: 100—105

Taube DH, Williams DG, Hartley B, Rudge CJ, Neild GH, Cameron JS, Ogg CS, Welsh KI (1985): Differentiation between allograft rejection and cyclosporin nephrotoxicity in renal-transplant recipients. Lancet ii: 171—174

Thiru S (1983): Pathology of rejection-kidney. In: Calne RY (ed) Transplantation immunology—clinical and experimental. Oxford Medical Publications, pp 9—52

Toledo-Pereyra LH, Moberg AW, Callender CO, Simmons RL, Najarian JS (1975): Factors determining early kidney function following clinical preservation. Minn Med 58: 446—449

Tolkoff-Rubin NE, Rubin RH (1986): The impact of cyclosporine therapy on the occurrence of infection in the renal transplant recipient. Transplant Proc 18: 168—173

Tourkantonis A, Lazaridis A (1983): Interaction between cytomegalovirus infection and renal transplant rejection. Kidney Int 23: 46—49

Ulrich W, Schlederer MP, Buxbaum P, Rockenschaub S, Schwarz M, Kovarik J, Krisch I (1986): Detection of CMV-infected cells in biopsies of human renal allografts by in situ hybridization. Transplant Proc 18: 1377—1378

Ulrich W, Schlederer MP, Buxbaum P, Stummvoll H, Rockenschaub S, Kovarik J, Krisch I (1987) The histopathologic identification of CMV infected cells in biopsies of human renal allografts. Pathol Res Pract (in press)

Unger ER, Budgeon LR, Myerson D, Brigati DJ (1986): Viral diagnosis by in situ hybridization. Description of a rapid simplified colorimetric method. Am J Surg Pathol 10: 1—8

Van Den Oord JJ, De Wolf-Peeters C, Facchetti F, Desmet VJ (1984): Cellular composition of hypersensitivity-type granulomas: immunohistochemical analysis of tuberculous and sarcoidal lymphadenitis. Hum Pathol 15: 559—566

Vangelista A, Frasca GM, Stefoni S, Bonomini V (1983): Graft biopsy in renal transplantation: correlation with clinical, immunological, and virological investigations. Kidney Int 23: 41—45

Van Ypersele De Strihou (1979). Acute oliguric interstitial nephritis. Kidney Int 16: 751—765

Vaughan PJ, Nelson LA, Fuller CR, Yount WJ, Simmons RL, Najarian JS, Condie RM (1985): Humoral immunity and severe cytomegalovirus syndrome: a comparison of the effects of antilymphocyte globulin and cyclosporine on the IgG subclass distribution and CMV titers of renal transplant recipients. Transplant Proc 17: 154—160

Von Willebrand E, Häyry P (1978): Composition and in vitro cytotoxicity of cellular infiltrates in rejecting human kidney allografts. Cell Immunol 41: 358—372

Von Willebrand E, Häyry P (1983): Cyclosporin-A deposits in renal allografts. Lancet i: 189—192

Von Willebrand E, Lautenschlager I, Inkinen K, Lehto VP, Virtanen I, Häyry P (1985). Distribution of the major histocompatibility complex antigens in human and rat kidney. Kidney Int 27: 616—621

Von Willebrand E, Petterson E, Ahonen J, Häyry P (1986): Cytomegalovirus infection, class II expression and rejection during the course of cytomegalovirus disease. Transplant Proc 18: 32—34

Wakabayashi T, Akiyama N, Ohtsubo O, Yamauchi J, Sugimoto H, Takahashi I, Maeda T, Yanagisawa T, Indu T (1984): Renal allografts with glomerulonephritic change and proteinuria. Acta Pathol Jpn 34: 1017—1030

Wallace AC (1985): Histopathology of Cyclosporine. Transplant Proc 17: 117—122

Wehner RW, Smith RD (1983): Progressive cytomegalovirus glomerulonephritis. Am J Path 112: 313—325

Wolfe JA, McCann RL, Sanfilippo F (1986): Cyclosporine-associated microangiopathy in renal transplantation: a severe but potentially reversible form of early graft injury. Transplantation 41: 541—544

Yasukawa M, Zarling JM (1985): Human cytotoxic T cell clones directed against herpes simplex virus-infected cells. III. Analysis of viral glycoproteins recognized by CTL clones by using recombinant herpes simples viruses. J Immunol 134: 2679—2682

Zager RA, Cotran RS, Hoyer JR (1978): Pathologic localization of Tamm-Horsfall protein in interstitial deposits in renal disease. Lab Invest 88: 52—57

Zollinger HU, Mihatsch MJ (1978): Renal pathology in biopsy. Springer, Berlin Heidelberg New York, pp 564—614

MIX
Papier aus verantwortungsvollen Quellen
Paper from responsible sources
FSC® C105338

If you have any concerns about our products,
you can contact us on
ProductSafety@springernature.com

In case Publisher is established outside the EU,
the EU authorized representative is:
**Springer Nature Customer Service Center GmbH
Europaplatz 3, 69115 Heidelberg, Germany**

Printed by Libri Plureos GmbH
in Hamburg, Germany